糖尿病24小时高效管理

冯 凯 编著

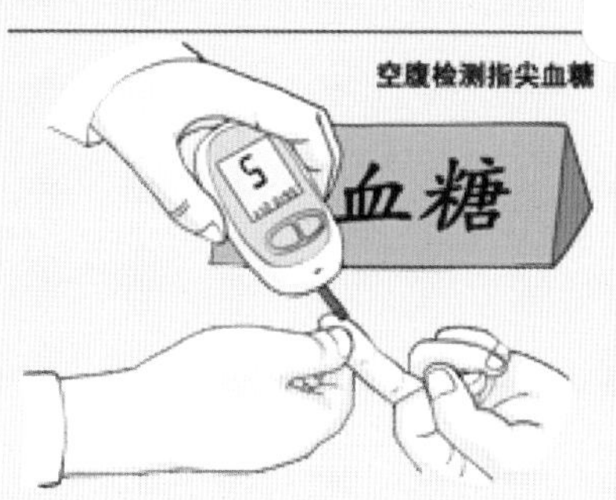

中国轻工业出版社

图书在版编目（CIP）数据

糖尿病24小时高效管理/冯凯编著.—北京：
中国轻工业出版社，2024.2
ISBN 978-7-5184-3805-1

Ⅰ.①糖… Ⅱ.①冯… Ⅲ.①糖尿病-防治 Ⅳ.
①R587.1

中国版本图书馆CIP数据核字（2021）第273351号

责任编辑：付 佳
策划编辑：付 佳　　责任终审：张乃柬　　封面设计：锋尚设计
版式设计：上品励合　　责任校对：吴大朋　　责任监印：张京华

出版发行：中国轻工业出版社（北京鲁谷东街5号，邮编：100040）
印　　刷：北京博海升彩色印刷有限公司
经　　销：各地新华书店
版　　次：2024年2月第1版第2次印刷
开　　本：710×1000　1/16　印张：14
字　　数：220千字
书　　号：ISBN 978-7-5184-3805-1　定价：49.80元
邮购电话：010-85119873
发行电话：010-85119832　010-85119912
网　　址：http://www.chlip.com.cn
Email:club@chlip.com.cn

240046S2C102ZBQ

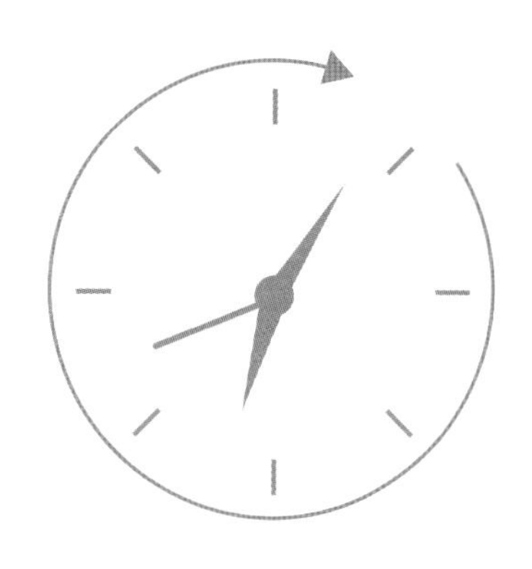

前 言

临床上，我遇到过很多听话的患者，每天都坚持认真监测血糖不下 7 次，严格按照所需的热量值来规划每餐膳食，甚至连每样食物的进食量也会准确称量……

每一位糖尿病患者都能深刻地了解糖尿病给身体带来的破坏性，他们会小心翼翼地对待饮食、运动、休息等细节。这是对自己身体负责的一种表现。

身为医者的我，能够看到患者严格按照医嘱控制血糖，甚是欣慰，同时也希望每一位患者复诊时都能拿到一份“漂亮”的化验单。

但是，我更得提醒患者朋友们不要有太大的心理负担，不要过度紧张，用一个正确的态度接受患病的事实，多多学习糖尿病知识，用科学合理的方式来调节血糖，真正做到吃得安心、睡得舒坦、运动也很安全……轻松地过好每一天。

本书就是这样的一个媒介，能给糖尿病患者详细地答疑解惑，把临床上来不及细说的知识以图文结合的形式展现出来。还结合了一些临床经验，从早起的那一刻，到夜间睡着期间，抓住一天控糖的重要时间点，明确给出了药物、饮食（一日三餐，包括加餐）、作息、运动等全方位的指导。希望这些切实可操作性的指导方法，能给普天之下的所有糖友们传递控病知识，指导生活方式。力求带病也能活得精彩，活出幸福感。

阅读指南

一天的血糖变化就是餐前、餐后1~2小时有明显变化，所以监测血糖也得选择早起餐前空腹血糖、餐后2小时血糖值。但有医生发现：夜间血糖也会波动，夜间可佩戴动态血糖仪监测血糖。监测血糖如此频繁，其实也是为了更好地指导吃什么、如何运动等。

6~7 时：**起床时间到，餐前测量血糖务必要空腹。**

↓

7~8 时：**早餐要营养均衡且丰富。**

↓

8~11 时：**早餐后 1~3 小时，劳逸结合，适量加餐，准时测量餐后 2 小时血糖。**

↓

11~13 时：**午餐时间到，吃饱吃好，确保营养、健康又控糖。**

↓

13~16 时：**午休时间到，别忘记小憩，稍微活动，避免久坐。**

↓

16~18 时：**适当运动有助于控糖。**

↓

19~20 时：**晚餐也要吃得健康些，饭后半小时适度走走更控糖。**

↓

21~22 时：**睡前需要加测血糖。**

↓

0~6 时（凌晨）：**夜间血糖有波动，建议佩戴动态血糖监测仪进行 24 小时不间断监测血糖。**

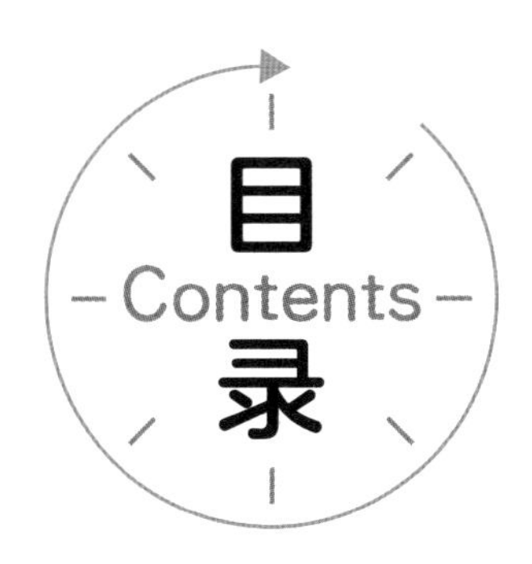

第一章
临床上被问得最多的问题

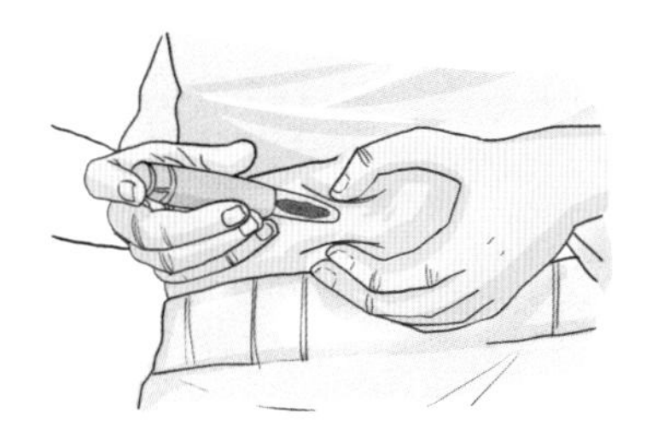

第二章
6~7 时起床，血糖精准测量进行时

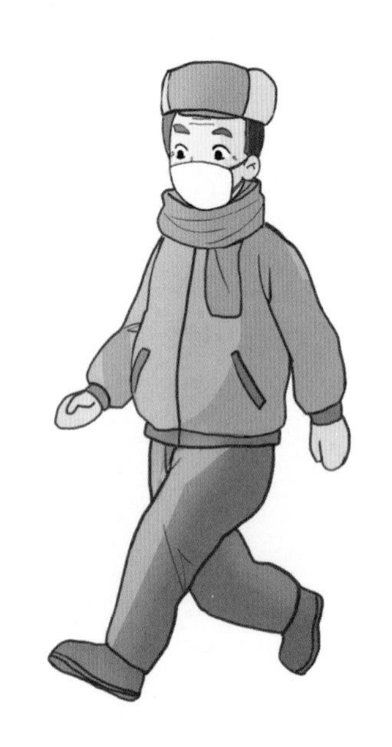

第三章
早餐后 8~11 时，忙里“偷闲”控血糖

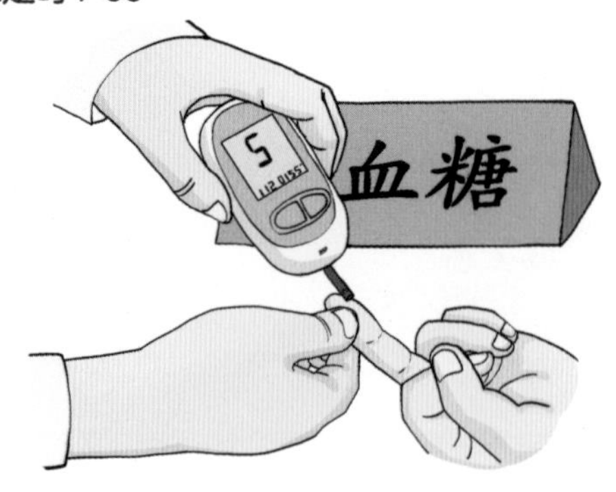

第四章
11~13 时午餐需吃好，控糖营养不能少

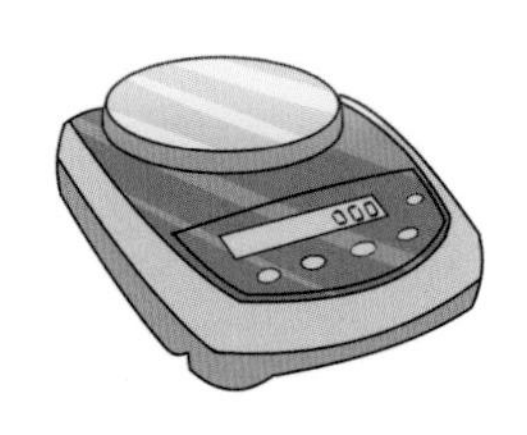
000

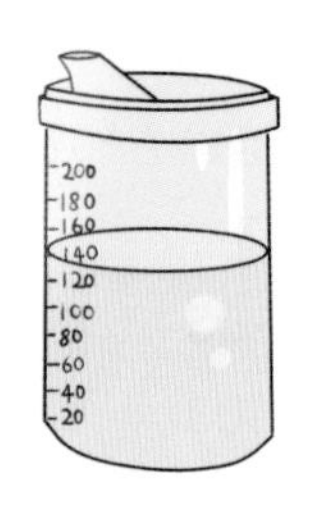
200
180
160
140
120
100
80
60
40
20

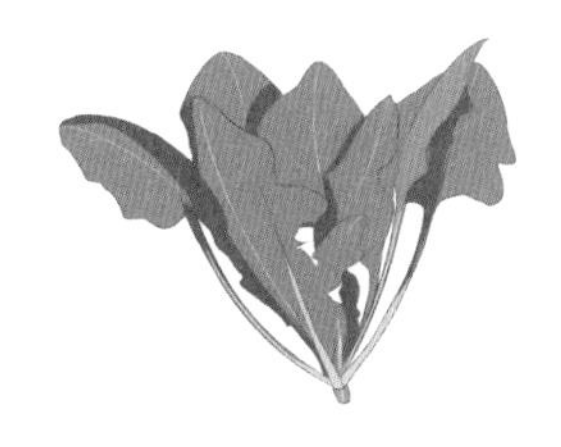

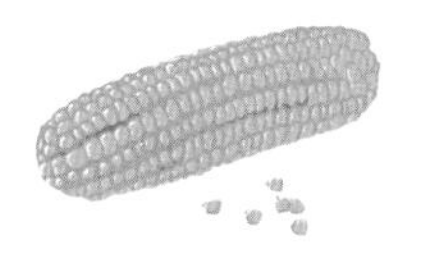

第五章
午餐后 13~16 时小憩，稳住午间血糖

第六章
16~18 时自由活动，享受你的“带糖”生活

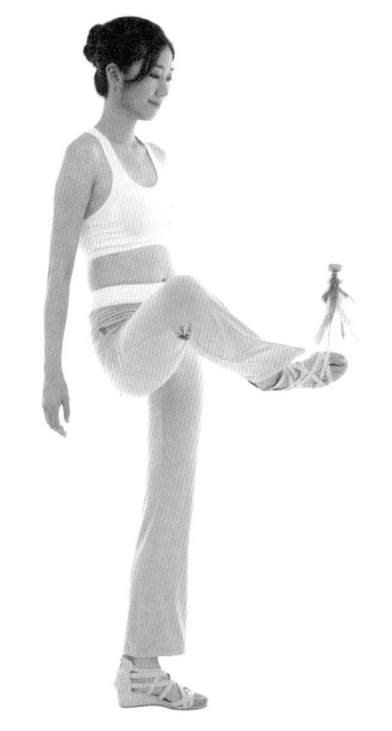

第七章
晚餐后 21~22 时放松，夜间控糖不间断

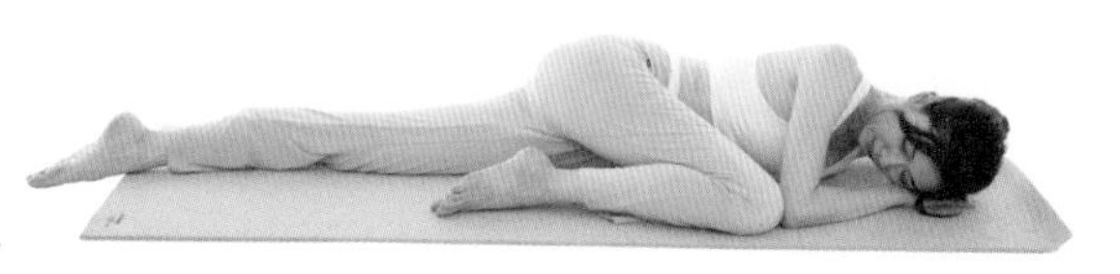

第八章 凌晨时分，你的血糖稳定吗

第九章 糖尿病并发症管理规范

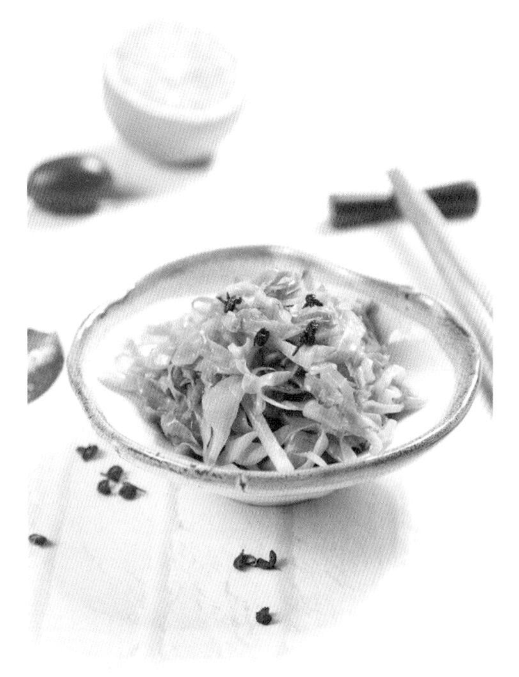

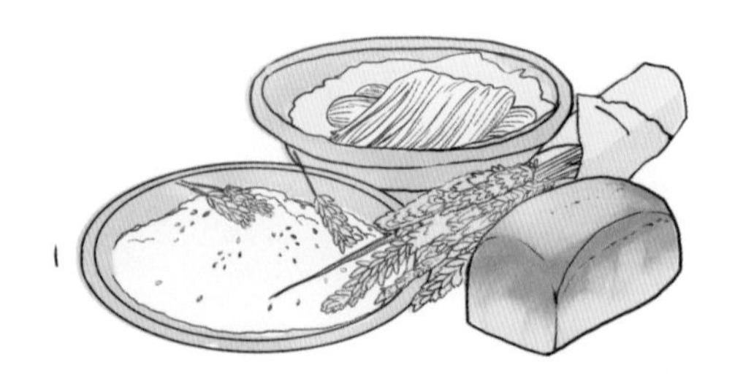

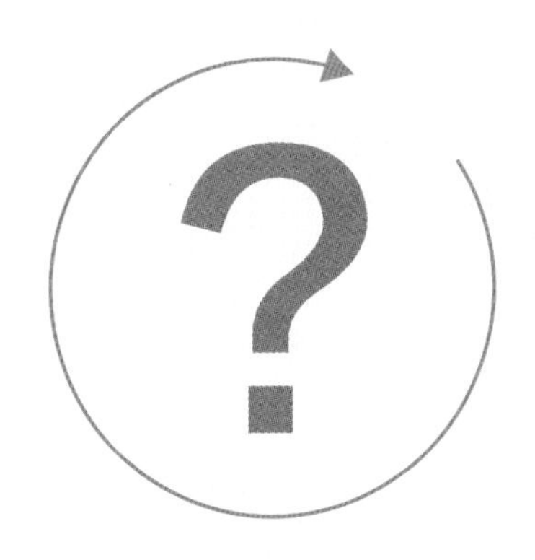

第一章

临床上被问得最多的问题

有些人自以为年轻，和糖尿病肯定不会有交集；有些人误以为血糖偏高就是糖尿病，过得胆战心惊；有些人查出血糖高却不以为然，得过且过每一天；有些人觉得自己不爱吃甜食，自以为是地觉得糖尿病不会缠上身……糖尿病目前在国内普遍存在，覆盖人群不分男女老少，病因颇多，临床症状比较典型，危害性特别大。

一旦查出血糖高，先别慌

张姐，40岁出头，单位例行体检，血糖值偏高，但没有任何不适感觉。安全起见，医生还是建议尿检，结果显示并无尿糖。即便如此，张姐还是有点担心，毕竟糖尿病是慢性代谢综合征里比较棘手而且是终身性的疾病。

糖尿病的诊断依据不仅仅是偶尔一次的血糖偏高。临床上，糖尿病的自然病程可分为3个阶段：

1.正常糖耐量阶段：胰岛素抵抗，但血糖正常。

胰岛β细胞增加胰岛素的分泌，克服胰岛素的不敏感，血糖暂时稳定。这一阶段若是及时发现异常，改善生活方式，胰岛素的敏感性完全可以恢复正常。

2.血糖增高阶段：葡萄糖耐量减退、空腹血糖受损。

胰岛素抵抗持续存在，胰岛β细胞不能分泌更多的胰岛素，血糖开始升高，但是还没有达到糖尿病的程度，需要采用饮食、运动等方式来阻止病情恶化。

3.糖尿病阶段：餐后和空腹血糖升高，达到糖尿病的诊断标准（见下文第9页）。

这一阶段，血糖持续高水平，需要药物治疗，容易引起并发症。

三个阶段是一个渐进的过程，要进一步检查，才能知道案例中张姐处于哪个阶段。

张姐之后又进行了空腹血糖、餐后2小时血糖以及糖耐量测试，数值均偏高，但并未达到糖尿病诊断标准，还处于血糖增高阶段，也叫作“糖尿病前期”。

“三多一少”是铁律吗

糖尿病多半是血糖过高引起的，“三多一少”即“多尿、多饮、多食、体重下降”，是糖尿病患者比较典型的临床表现。

但是，并不是所有的糖尿病患者都会出现“三多一少”症状。如果病患的血糖值不是特别高，一般不会出现自觉症状，很多人往往因为例行体检或者抽血化验才会发现血糖过高。只有血糖达到一定高度，才可能出现典型的“三多一少”症状。

临床还发现，“三多一少”症状还可见于其他疾病，比如甲亢，患者大多会多食、消瘦、腹泻、心慌，部分会伴有多饮、多尿等症状。为什么呢？甲状腺功能亢进，肠壁血流加快，对食物中糖的吸收增加，血糖容易升高。这种情况在医学上通常叫作“假性糖尿病”，血糖高，有糖尿病症状，但并不是真正的糖尿病。

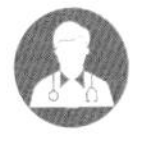

降糖精修班

假性糖尿病还有其他诱因，在这里列举三种比较常见的情况。

◎正常人摄取大量的碳水化合物后，小肠吸收糖太快，负荷有点大，同样也会出现假性糖尿病现象。

◎肝功能不全者，人体利用果糖和半乳糖的功能失常，血中糖浓度过高，有时也会出现果糖尿或半乳糖尿，但并不是胰岛素失调导致的尿糖。

◎肢端肥大症患者，生长激素分泌过多，容易导致糖代谢紊乱，同样会出现“三多一少”症状。

嘿嘿，
“三多一少”并不是糖尿病的标志

血糖多高才叫高血糖

体检时，检查出血糖高，是否就是患上糖尿病了？事实上，偶尔一两次的血糖高并不能作为诊断糖尿病的依据。首先，血糖是会波动的，并不是一成不变的。其次，血糖高只是糖尿病的一个典型症状，持续的血糖升高才能确诊糖尿病。

血糖的来龙去脉

糖尿病患者或者潜在患者，都得通过一个重要的指标——血糖来判断。血糖，顾名思义，血液中所含的葡萄糖，是身体各组织细胞活动所需的能量来源。血糖只有保持在一定数值上才能维持我们整个身体的正常运转。血糖过低或过高，都会给身体造成一系列负面影响。

血糖从哪来？

正常人血糖的来源主要有三条途径：

1.饭后食物中的糖转化成葡萄糖，吸收进入人体血液循环之中，为血糖的主要来源。

2.肝脏储有肝糖原，肝糖原分解成葡萄糖，进入人体血液循环中。

3.一些非糖物质也会通过糖异生过程而转变为葡萄糖，比如食物中的蛋白质会分解成氨基酸、脂肪会分解成甘油，肌肉还会自动生成乳酸……它们进入肝脏，就会转化为肝糖原，然后变成葡萄糖，等着随时流入血液。

血糖去哪了？

正常人血糖的出路主要有五条：

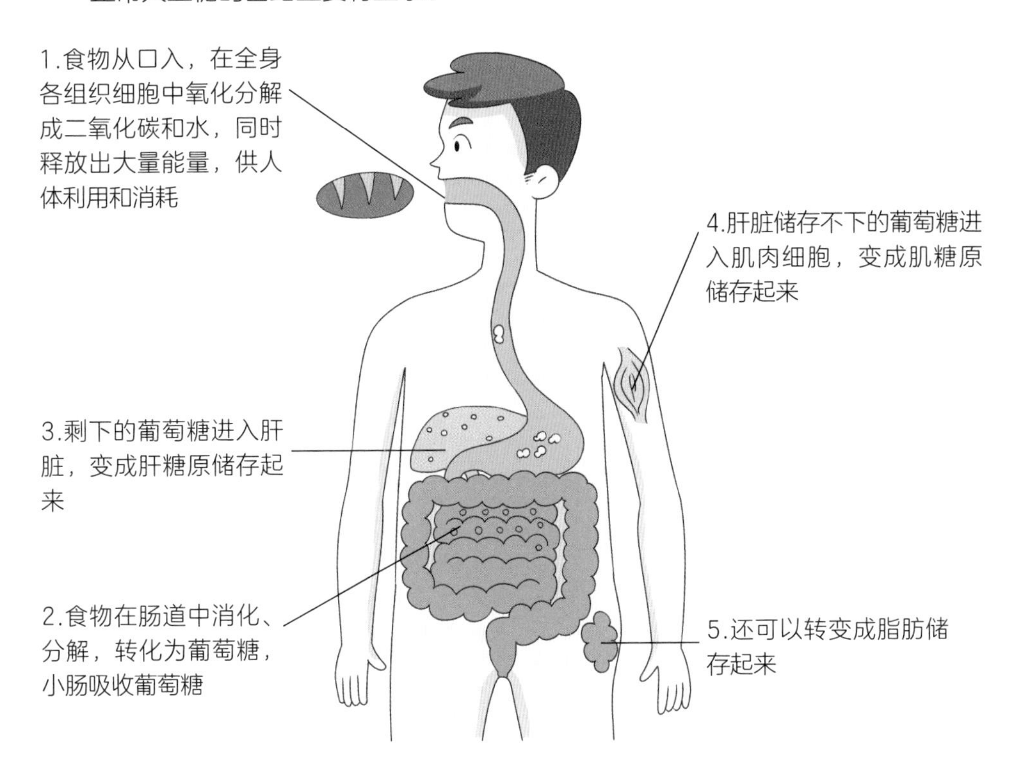

血糖为什么会升高

正常人的血糖在肝脏、激素及神经系统调节下，尤其是在胰岛素的调节下，能够保持在一定范围内波动，尿中不会出现糖分。

但是，有两种情况，往往容易使血糖升高。

1.食物摄入>消耗。当我们摄入食物后，食物中的糖经消化分解转化成葡萄糖，一旦热量消耗不足，人体吸收不了这些葡萄糖，就会导致血糖升高。

2.降糖激素分泌不足，升糖激素分泌过多。胰岛素绝对缺乏或相对不足，血糖调节失衡，就会使血中糖分升高，多余的糖分就要从肾脏随尿液排出，这就容易引起高血糖。

降糖精修班

促使血糖增高的因素还真是不少，除了上面两个因素之外，下面还有几个比较重要的影响因子。

◎长时间便秘：经常便秘会给人体代谢系统带来问题，血液循环也会变得不顺畅，血糖的稳定性由此受到影响。

◎药物作用：某些治疗咳嗽及感冒的药物，还有一些避孕药，都可能带有升高血糖的成分。

◎精神状态：情绪过于焦虑、烦躁、生气等，血糖容易迅速升高，而且难以降下来。

◎气温因素：温度过低，肾上腺激素分泌过多，肌肉摄入的葡萄糖减少，血糖升高；温度过高，喝水过少，也容易致使血糖升高。

高血糖的界定标准

血糖浓度，即静脉血浆葡萄糖浓度，并非一成不变的，在一天之中的不同时段或多或少都会有所改变。正常人空腹时血糖浓度比较稳定，它的正常值应该是：空腹血糖3.9~6.9mmol/L。用餐后血糖会暂时升高，但一般餐后2小时血糖不会超过10mmol/L。

	良好	一般	不良
空腹静脉血浆血糖 mmol/L	4.4~6.1	< 7.0	≥ 7.0
餐后 2 小时静脉血浆血糖 mmol/L	4.4~8.0	< 10.0	≥ 11.1

不论是空腹血糖还是餐后2小时血糖，只要达到不良的数值范围，即为高血糖。

备注：该数据出自《中国糖尿病健康管理规范2020》人民卫生出版社。

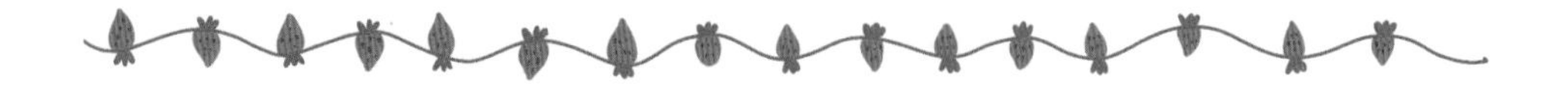

高血糖与糖尿病之间的一步之遥

在确诊糖尿病之前，还有一部分人徘徊在“糖尿病队伍的周边”，处于糖尿病临界状态，这群人被形象地称为“糖尿病潜在者”。这个时候，他们不一定能够觉察到糖尿病的典型症状，甚至很多人还没有任何症状出现。但去医院检查，就会发现自己已经患糖尿病了。

确诊糖尿病需要做哪些检查

第一步：挂号：内科（内分泌科）

第二步：见医生，询问基本情况。开单，交费。

第三步：抽血化验

1.早起空腹测血糖：常规检查，通过血糖检测仪的试纸来检测指尖血糖。空腹意味着要在血糖最低时间段内测得血糖浓度。

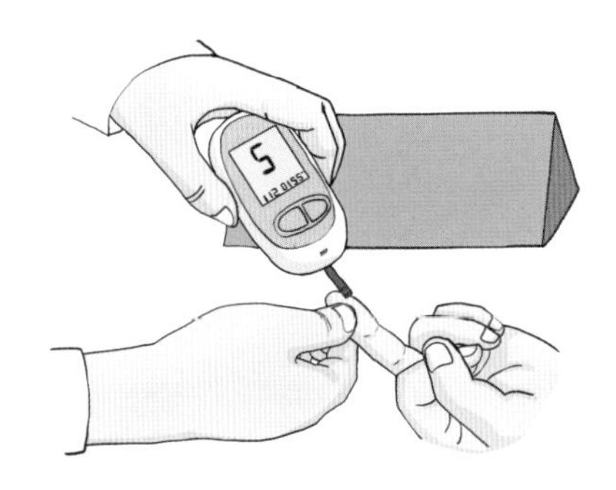

空腹血糖正常不等于血糖正常，也不等于没有糖代谢异常或糖尿病。不能因为空腹血糖正常就认为没有糖尿病，或者认为自己筛查过糖尿病了。成人所患的糖尿病多是2型糖尿病，临床主要是餐后血糖升高，糖耐量减低，甚至出现餐前低血糖现象等。他们往往空腹血糖正常，而餐后血糖升高，仅查空腹血糖容易漏诊。因此筛查糖尿病要注意检查口服葡萄糖耐量。

2.口服葡萄糖耐量试验：国际认可的糖尿病诊断试验，主要测定静脉空腹血糖及葡萄糖负荷后血糖。空腹10小时后，将75克葡萄糖溶于200~300毫升水中，在5~10分钟喝完。从开始喝第一口算时间，再分别于服用后30分钟、1小时、2小时后抽血查看血糖变化。

75克葡萄糖倒入200~300毫升温水中

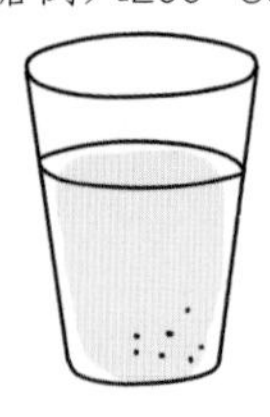

血糖并非一成不变的。所以前两天检查的血糖偏高，还不能准确无误地判定你就是糖尿病患者了。为保万无一失，医生还会建议做一项特殊检查，那就是糖化血红蛋白（英文简称：HbA/c）。

3.糖化血红蛋白：是葡萄糖或其他糖与血红蛋白的氨基发生非酶催化反应的产物，其量与血糖浓度呈正相关，同样采用抽取静脉血的方式来测定。但是，它比血糖监测更厉害，它的检查结果能够反映抽血前8~12周内的血糖平均值。换句话说，糖化血红蛋白的数值肯定比血糖监测值稳定准确一些，而且它能生成多少与血糖的高低水平有着密切关系。用糖化血红蛋白的数值来诊断糖尿病再合适不过了，它是目前国际公认的检查血糖控制水平是否达标的一个项目。

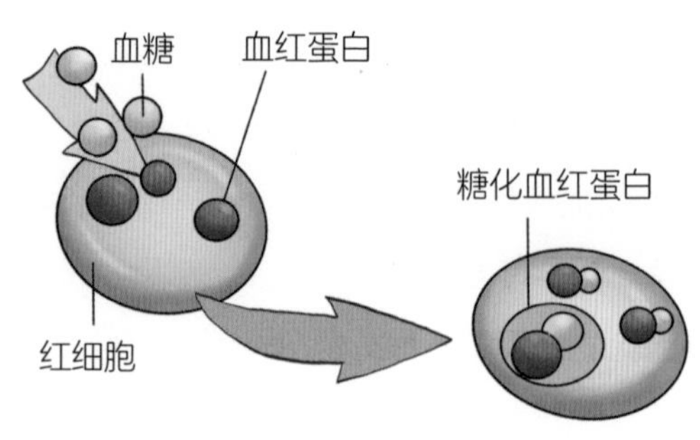

糖尿病诊断必须牢记 5 个数

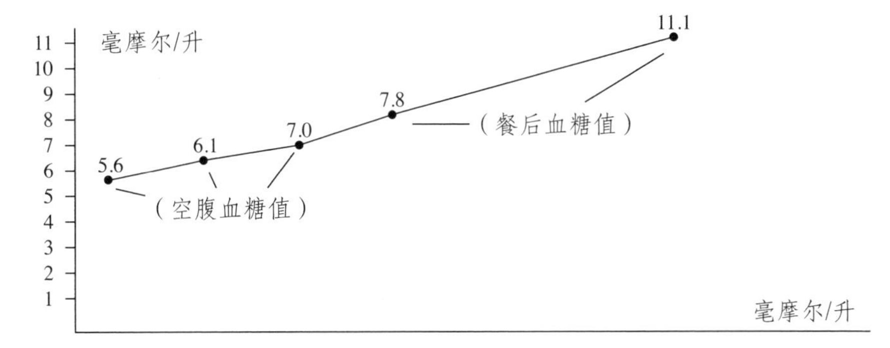

5.6：只要空腹血糖≥5.6，最好再监测餐后血糖。

6.1：6.1≤你的空腹血糖≤7.0，即为空腹血糖受损，属于糖尿病的前期。

7.0：空腹血糖≥7.0，可以诊断为糖尿病。

7.8：餐后血糖≥7.8，也属于糖尿病前期，叫糖耐量异常。

11.1：空腹血糖<7.0，但餐后血糖或者随机两次的血糖≥11.1，基本诊断为糖尿病。

【总结】

5.6：提示要查餐后血糖。

6.1和7.8：诊断糖尿病前期的标准。

7.0和11.1：诊断糖尿病的标准。而且，2次空腹血糖≥7.0，2次餐后血糖≥11.1，就是糖尿病。

糖尿病也有可能被误诊

你是否会在确诊糖尿病后仍不愿相信，甚至怀疑是不是医生误诊了。糖尿病确实会被误诊，但这种情况并不多见。

1.药物影响：某些药物可影响葡萄糖耐量，故应在试验前停药3～7天，甚至一个月以上。升高血糖的药物有：促肾上腺皮质激素如可的松、生长激素、儿茶酚胺、咖啡因、呋塞米、胰高血糖素、消炎痛、异烟肼、尼古丁等。

2.餐后血糖高：餐后超过14小时，身体出现低血糖刺激，而后会出现血糖升高。这种情况不应视为糖尿病的高血糖。因糖类在胃肠道吸收过速，如胃空肠吻合术后、甲状腺功能亢进、自主神经功能紊乱和严重肝病等，进食后可出现暂时性高血糖和尿糖。

3.运动后血糖升高：如果有晨练的习惯，晨练之后不及时进餐就到医院等待血糖检测，人体往往会出现低血糖刺激后的血糖升高，这也是经常发生的糖尿病误诊的原因之一。

自疑糖尿病的诸多不适

糖尿病属于一种代谢性疾病，主要病理表现为“三多一少”。糖尿病早期发病信号，应该会出现糖尿病典型的“三多一少”症状的一两项。而且，轻重程度不同，甚至相反。比如有些患者不会消瘦，反而会变胖。

糖尿病还有一个可怕的地方：常常在没有任何自觉症状的情况下开始恶化。有些人刚刚感到有些倦怠，转眼间就晕倒了，等到紧急送往医院接受检查后才发现自己已经是重度糖尿病患者了。所以，日常生活中那些疑似糖尿病的诸多不适需高度重视，及时监测血糖。

1.不断口渴，大量喝水：生活之中，我们会因为气温过高、吃得太咸或运动量过大而感到口渴，很多人却忽视了一点：排尿太多也会导致口渴。换句话说，每天的排尿量与饮水量超过3780毫升，则极有可能是血糖失控了。

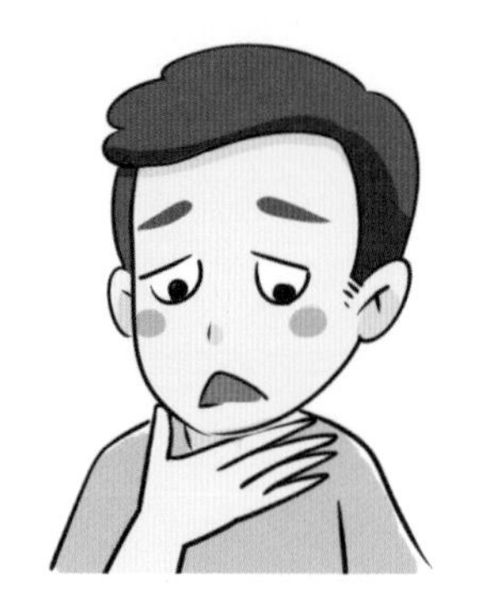

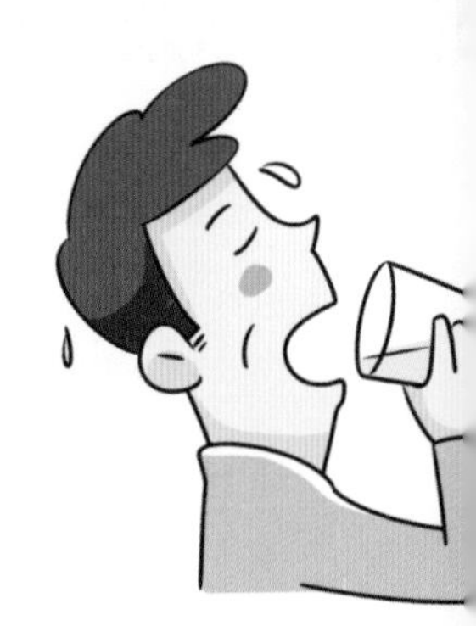

2.多尿：相关内分泌专家曾经指出，一个正常人一般每天的尿液量大约在2000毫升，如果夜间尿频、尿急且尿多，若不是膀胱或前列腺出了问题，多半就是血糖失控导致的。

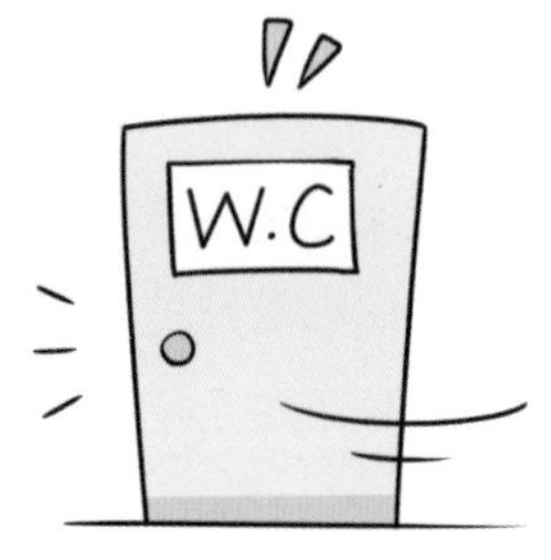

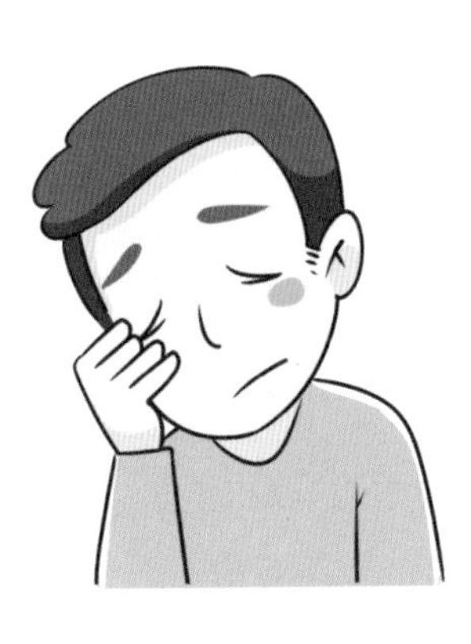

3.身体乏力、疲惫：葡萄糖是身体所需能量的主要来源，但过犹不及，一旦葡萄糖过多，身体无法正常消耗或利用，则多半会产生疲劳不适。很多人甚至每晚睡8~9个小时仍感觉疲惫不堪、浑身乏力等，这也是血糖过高的提醒。

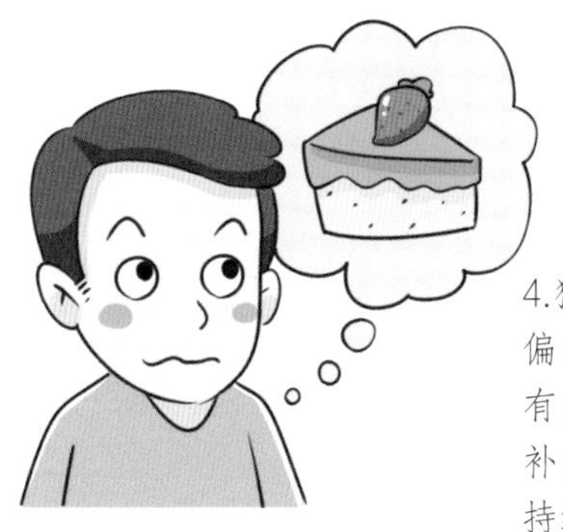

4.猛吃甜食：血糖过高，尿液偏多，为此流失的热量也会有所增加，所以会吃甜食来补充，这多半说明血糖已经持续偏高了。

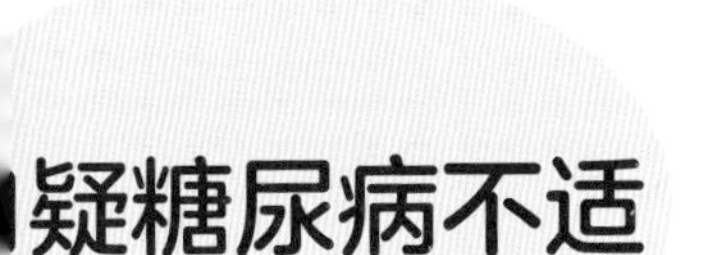

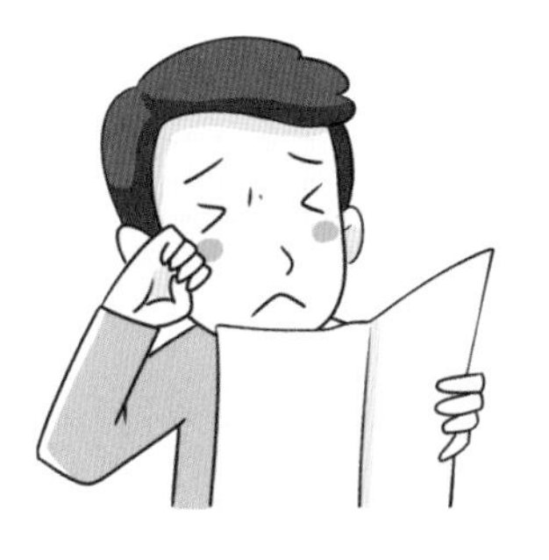

5.视力下降、视物不清：视力突然恶化，比如视物模糊、眼睛易疲劳等，主要就是由眼睛晶状体突然收缩或膨胀引起的，这极有可能是血糖异常导致的。

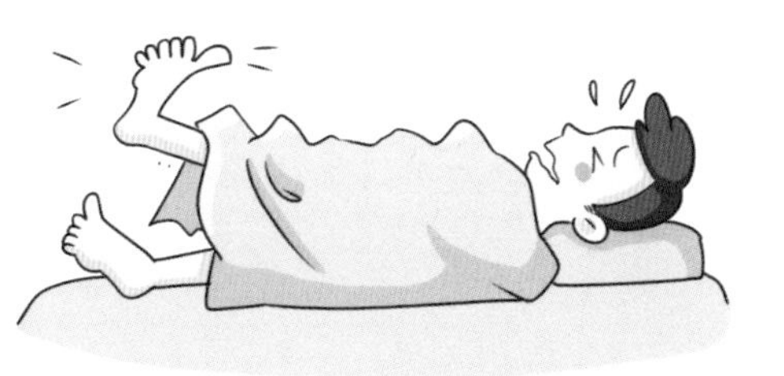

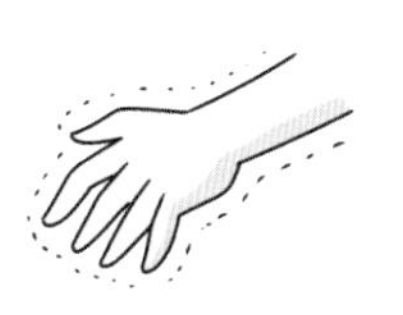

6.睡觉时腿脚抽筋、手脚发麻：这些容易被忽视，但都可能是糖尿病引起的神经与血管病变。

图说糖尿病的致病因素

糖尿病主要有两大致病因素，一是遗传，家族成员有糖尿病病史；二是环境因素，比如患者超重或肥胖、身体活动少、代谢异常等。遗传因素是不可干预的，其他则是可控的。

可干预的危险因素

可干预的危险因素
糖尿病前期（糖耐量异常或合并空腹血糖受损）
代谢综合征（超重或肥胖、高血压、血脂异常）
不健康饮食、身体活动不足、吸烟
会增加糖尿病发生风险的药物
导致肥胖或糖尿病的社会环境

那么，这些因素是如何导致血糖上升，甚至引发糖尿病的呢？

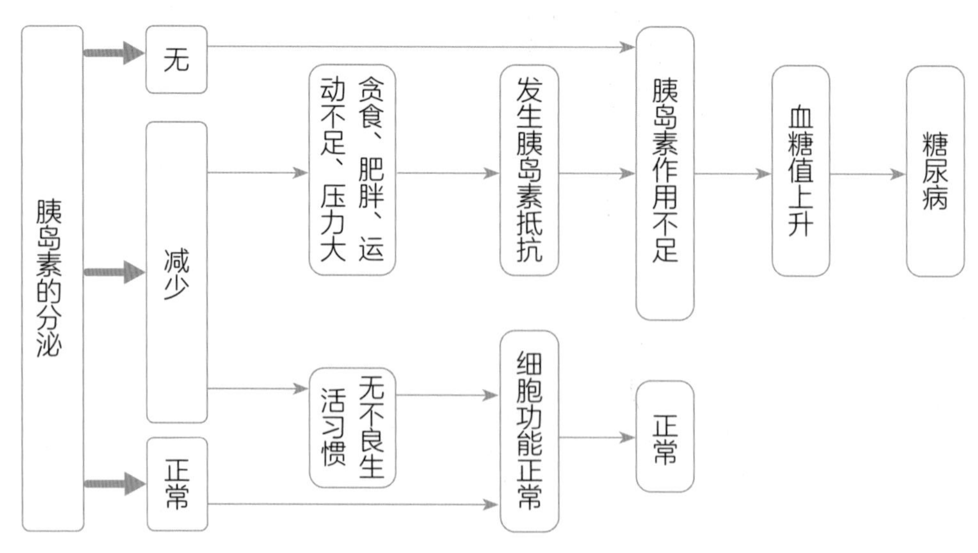

你属于哪一类糖尿病

已经确诊糖尿病，但糖尿病有4个常见类型，它们分别是1型糖尿病、2型糖尿病、某些特殊类型的糖尿病、妊娠糖尿病。你又属于其中的哪一种呢？它们又是如何分型的呢？

糖尿病分类及病因示意图

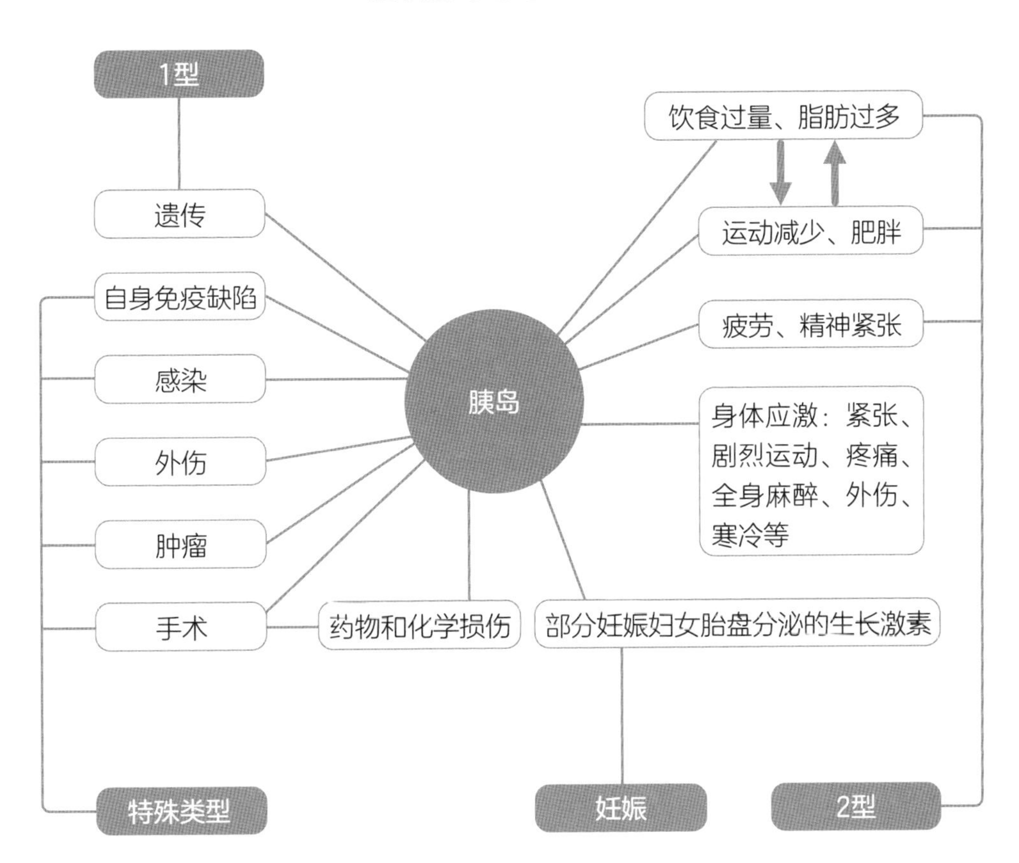

糖尿病的 4 种分型

胰岛素分泌异常引起的 1 型与 2 型糖尿病

正常情况下，胰岛素能够促进全身组织细胞对葡萄糖的摄入与利用，并能将血糖浓度控制在正常范围内。但是，当人体胰岛素不能正常运作时，要么胰岛素分泌不足了，要么胰岛素的运作不正常了，血糖就不能正常进入细胞内，也就无法为人体提供能量，导致人体器官的所有功能受到影响，葡萄糖就会在血液中凝聚，血糖浓度就会升高，糖尿病就特别容易产生，进而引发1型与2型糖尿病。

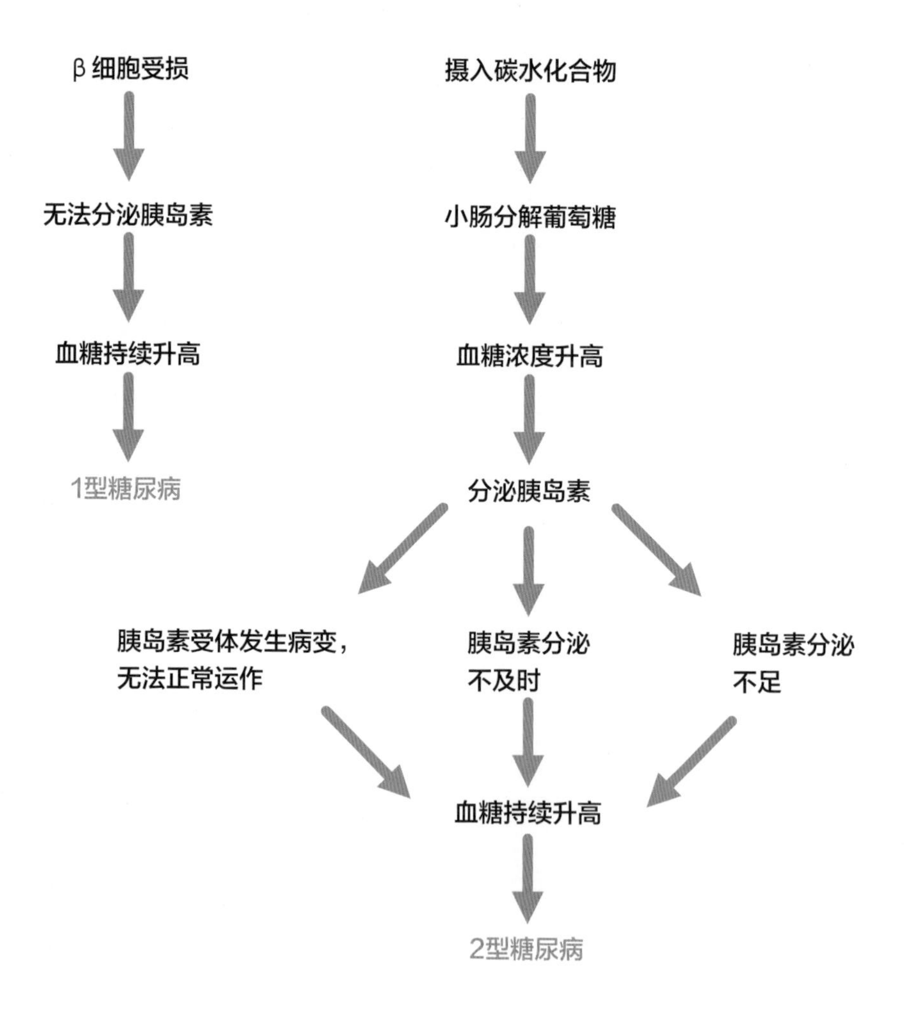

★**1型糖尿病：**多见于儿童及年轻人，起病急，易伴酮症，血液中C肽水平低下或缺乏，对胰岛素治疗敏感，自身抗体多呈阳性。

★**2型糖尿病：**多见于中年人，起病缓慢，部分以并发症首发，血液中C肽水平可正常或偏高，自身抗体多呈阴性。

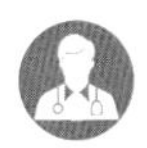

降糖精修班

1型与2型糖尿病会相互转变吗？

我们知道，1型糖尿病与2型糖尿病是不一样的，在病因、病情变化上都是不一样的，它们之间不会相互转变。

很多人可能会觉得很奇怪，如果不会相互转变，那么为什么许多2型糖尿病患者最后需要打胰岛素呢？事实上，随着生病时间的延长，他们的胰岛功能肯定会越来越差，血糖总是控制不好，并发症逐渐加重，最后不得不打胰岛素。但是这种情况并不意味着患者的糖尿病从2型转变为1型了。

某些疾病或药物引起的特殊类型糖尿病

某些疾病或药物引起的糖尿病，叫作“某些特殊类型糖尿病”。

【引起特殊类型糖尿病的主要疾病】急慢性肝炎、肝癌、肝硬化、甲状腺功能亢进、肢端肥大症、嗜铬细胞瘤……

【引起特殊类型糖尿病的主要药物】肾上腺皮质激素、某些利尿剂、某些口服避孕药……

怀孕期间也会引发妊娠期糖尿病

怀孕了，胎盘分泌的激素开始降低胰岛素活性的功能，而某些孕妈妈特殊的身体会使胰岛素分泌不足，所以血糖不容易控制，导致出现另一种类型的糖尿病，叫作“妊娠糖尿病”。生完宝宝后，大多数妈妈的血糖会恢复正常，但是也有一小部分妈妈从此患上糖尿病。

如何确定糖尿病分型

以上的糖尿病分型，医生一般会根据患者起病时的临床特点以及胰岛素C肽释放试验、胰岛相关自身抗体等辅助检查来最终确定。

有些糖尿病是可逆的

你对糖尿病的认识是不是和我的这位病患一样或者相似：

在一次偶然体检中被查出高血糖，起初还有点不相信，复查时医生确诊了2型糖尿病。糖尿病是非常麻烦的一个病，饮食上有诸多限制，每天都要服用降糖药，严重了还得打胰岛素，每天频繁地监测血糖，还不能随心所欲地运动……我之后的生活是不是没了希望？

偶尔的一两次血糖偏高并不能确诊糖尿病，被确诊糖尿病之后，情绪最好也不要过分低落。糖尿病虽然无法治愈，但血糖却可以通过日常生活的努力降下来并稳住，病情也能得到缓解和控制。

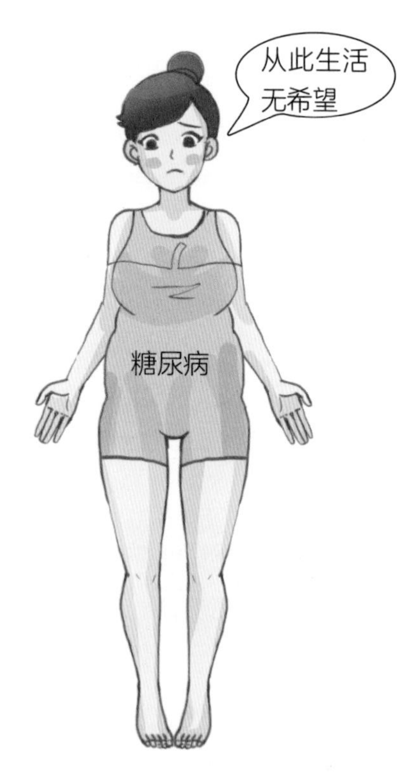

而且，糖尿病有两种情况是可以不用服药的。一种是前期无症状糖尿病患者，通过调整生活方式和饮食习惯，便可稳住血糖；另一种是2型肥胖型糖尿病患者，通过减肥和改变饮食习惯，同样可以稳住血糖。只是一旦无法控制血糖，还是得及时就医，听从医嘱用药。

虽说1型糖尿病是不可逆的，但是2型糖尿病可以通过生活方式的干预或进行代谢手术达到可逆程度。你不妨去医院做一下糖耐量试验，听听医生的意见。

专题——冯凯主任重点说：
你知道成人晚发自身免疫性糖尿病吗

成人晚发自身免疫性糖尿病，一种介于1型和2型之间的糖尿病类型，也称为“1.5型糖尿病”，英文缩写“LADA”。

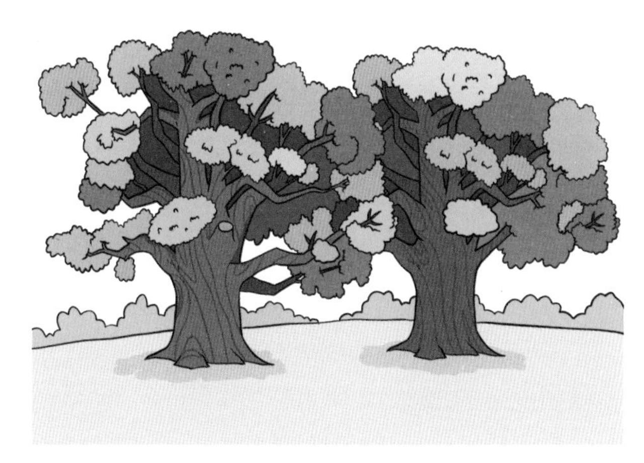

成人晚发自身免疫性糖尿病，竟然是环境触发的

你恐怕不知道，这种类型的糖尿病还有很多名字，比如缓慢起病1型糖尿病、隐匿性1型糖尿病、缓慢进展的胰岛素依赖型糖尿病、非胰岛素依赖型自身免疫糖尿病等。在众多命名中最为常用的就是“LADA”。

它是环境因素触发的一种特殊类型的糖尿病。在遗传易感的基础上，一些应激情况下，比如严重感染、创伤后，1.5型糖尿病会迅速暴露出来。

初发的1.5型糖尿病多集中在30岁左右的人群，和2型糖尿病相似，但是它不像2型糖尿病体形肥胖，体重正常的患者也会发病，而且具有1型糖尿病易感基因，或者存在特异性自身抗体。

换句话说，1.5型糖尿病人发病初期情况类似2型糖尿病人，但随着胰岛功能的下降，会慢慢出现1型糖尿病的胰岛功能。

如果血糖稳定不住

糖尿病对人体的伤害是全方位、系统性的。确诊糖尿病之后，若是不能及时地将血糖控制在安全范围内，代谢系统容易紊乱，大血管、微血管也会受损，从而危及心、脑、肾、周围神经、眼睛、足等，引发诸多并发症。据世界卫生组织统计，糖尿病是目前已知并发症最多的一种疾病。

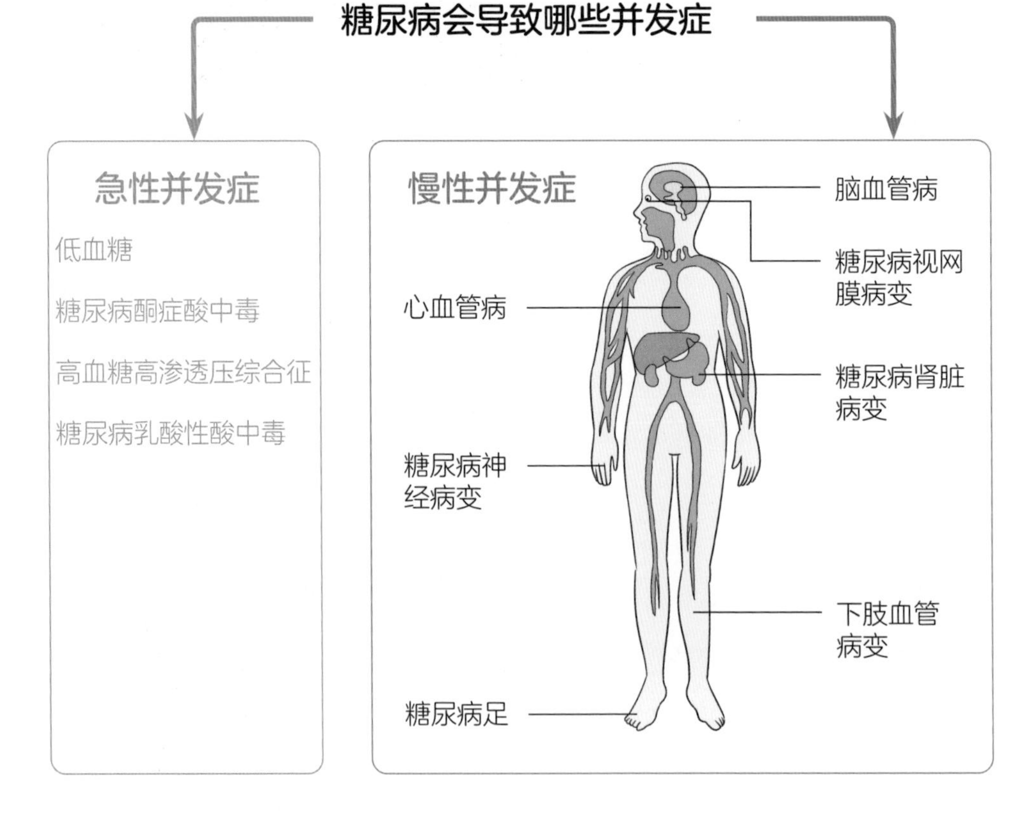

该复诊时一定不能错过

糖尿病不是一次就能看好的，患者需要定期追踪复诊。你可别小瞧了复诊，它能检查近期血糖的控制情况，更是一次并发症的大筛查。

复查时间别错过了

糖尿病复诊检查的次数与时间间隔，一般需要根据患者的身体状况决定。如果血糖控制比较好，身体状况也比较好，时间间隔可以适当长一些。如果血糖控制不太好，问题比较多，需要经常去医院复查。

各个检查项目的复诊时间表

检查项目	周期	注意事项
糖化血红蛋白检查	每 3 个月 1 次	反映过去 2~3 个月血糖的平均水平
血液生化全套检查	每半年或一年 1 次	包括血糖、血脂、肝功能、肾功能、尿酸等，病情不稳定的可每 3 个月 1 次
尿常规检查	每半年或一年 1 次	除了检查尿糖外，还必须检查尿微量白蛋白
心电图检查	每年 1 次	检查心脏是否健康
眼部检查	每半年或一年 1 次	如果眼部有病变，需要增加检查次数
神经检查	每年 1 次	检查是否有神经病变

复诊时别忘了带上自我监测记录本

日常生活中，糖尿病患者要做好自我监测，并做好记录。这有利于及时掌握病情的发展与控制，复查时方便给医生反馈。那么，这个自我监测的记录本里都有哪些内容呢?

1.自我监测血糖表：包括空腹血糖值、餐后2小时血糖值、随机血糖值等，记录表的绘制参考下文第26页。

2.日常症状监测：记录“什么时间出现了哪些不适，达到什么程度，以前的不适有哪些发展或改善……”

3.其他体征监测：记录每日的血压、体重等。

4.用药情况监测：记录服药或注射胰岛素的时间、药量、服药后的反应等。

5.饮食监测：记录每天摄入热量的基本情况，或者直接记下每日的食谱，包括加餐。

6.运动监测：记录每天的活动量，或者直接记录每天做了什么运动、多长时间、有无不良反应等。

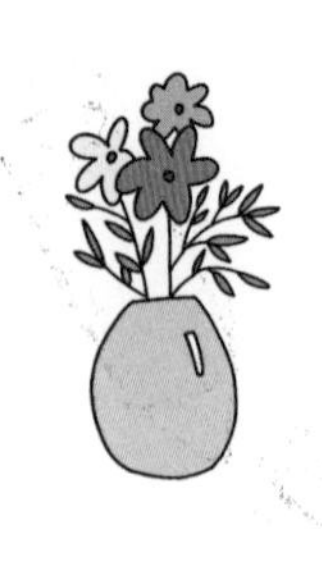

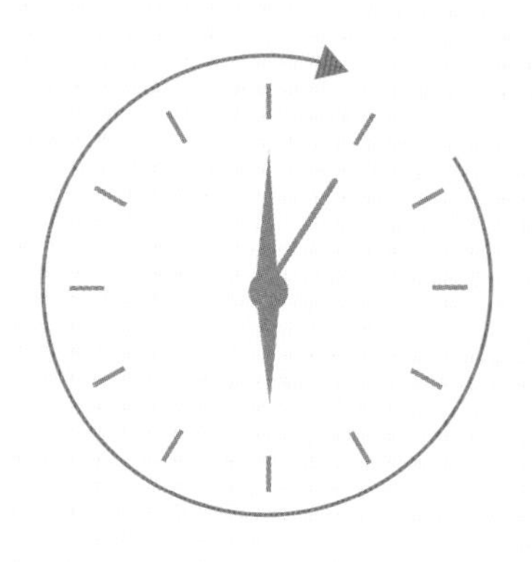

第二章

6~7 时起床，血糖精准测量进行时

生活中，早晨起床，有人血糖上升，有人血糖偏低，有人适合晨起运动，有人不能空腹运动……不论属于哪种情况，晨起监测空腹血糖却是不得不做的。它能够告诉你胰岛 β 细胞功能恢复一些还是恶化了，也能清楚地反映你的基础胰岛素水平。根据空腹血糖值，你可以决定早晨吃些什么、晨起是否适合运动。

掌握正确起床时间，为获得准确血糖值做准备

王大爷患糖尿病已有4年，一直坚持自己在家监测血糖。但他最近发现：在家测空腹血糖时数值是6.0mmol/L左右，到了医院测量却接近8.0mmol/L左右了。换句话说，在医院测的空腹血糖会比在家测的偏高一些。这是怎么回事呢？究竟哪个数值才是正确的！

其实，空腹血糖值与血糖测量的时间有很大关系。糖尿病患者在家测血糖的时间一般在早6~7时。在医院测血糖的时间最早也得8时以后了，甚至要到9时。所以，9时测的血糖值很可能会高于7时测定的血糖值，也就会造成医院血糖比家里血糖偏高的假象。

没错！糖尿病患者哪怕早上不吃东西，血糖同样会逐渐升高。为了避免时间对血糖的影响，一般早晨6~7时的血糖才是相对真实准确的空腹血糖。所以，早上6~7时起床最合适不过。太晚起床可能会造成血糖不降反升。

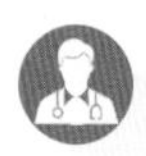

降糖精修班

起床前这样做控糖更有利

1.睡醒后不要马上起床，躺在床上先伸展一下双手、双脚；再将双腿并拢伸直，双手向上伸过头顶合十，稍用力拉伸身体，保持2~3分钟。

2.保持上面的拉伸姿势，腹部保持不动，双手、双脚都向左侧呈C字形弯曲，弯到自己舒服的状态，保持10秒后换另一侧。

3.慢慢坐起，头、背靠在床头坐2分钟，同时可以活动一下手腕、手指和脚趾。

4.慢慢挪动在床边，坐好，双手支撑在身体两侧，双脚挂在床沿，轻轻晃动，大约1分钟后即可下床。

第一次监测血糖：早餐前

早餐前测血糖一定就是空腹血糖吗？标准的空腹血糖指隔夜禁食8~10小时后检测的血糖。也就是说，一般前一天22时以后就不能吃东西了。要是超过22时还进行加餐，第二天的血糖就不能算空腹血糖了。

算准早餐前的第一次血糖监测时间是最重要的，其次才要考虑居家监测血糖的一系列注意事项。

什么样的血糖仪可放心购买

在医院做的静脉血血糖检测，根本不能满足全天血糖监控的基本要求，尤其是那些需要注射胰岛素或口服降糖药的糖尿病患者，更需要自己在家监测血糖。现在，当务之急还是要准备个好用的家用血糖仪。

家用血糖仪的品种很多，其中比较受欢迎的血糖仪特点是：操作方便、体形小巧、便于随身携带。

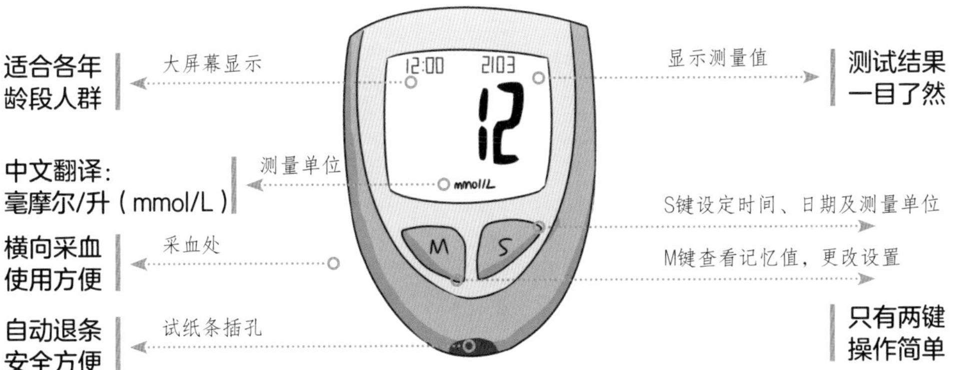

90% 的人都测错血糖了，如何科学测血糖

血糖仪的使用方法都差不多，购买后先仔细阅读使用说明书，学会科学操作血糖仪。同时还得充分了解影响监测结果的因素，避免一些不当操作，保证监测结果的准确性。

1.洗净双手，准备好试纸、酒精棉球或棉签、采血笔、针头等，再开始正确操作。

↓（试纸会受到温度、湿度、光线、化学物质等因素的影响，因此要注意试纸的存放，避免潮湿。）

2.调整血糖仪的代码，最好与所用的试纸的代码相同。

↓（手指不要触碰试纸的测试区。）

3.用酒精消毒采血的手指，手臂下垂30秒钟。

↓（手指消毒后，一定要等到酒精挥发后再采血！）

4.将采血针头装入刺指笔中，根据皮肤厚度来调整穿刺的深度，采取适量血液。

↓（最好选择无名指指尖两侧皮肤较薄处进行采血。采血部位建议交替轮换！）

5.等到血糖仪指示取血后，将血液滴在试纸指示孔内，几秒或十几秒之后便可读取数值。

↓（试纸条应完全插入测试孔的底部。）

6.将血糖值与检测时间填写在记录本上。

温馨提示：★当血糖仪的监测结果与患者临床症状、医院测量血糖或糖化血红蛋白的数值明显不符时，需要及时校正血糖仪。★家用血糖仪有一定的局限性，当血糖超过13.3mmol/L或低于1.1mmol/L时，血糖仪就不能显示数字了，它会自动显示过高（HIGH）或过低（LOW）。

测血糖，你是否还有很多疑问

Q：测血糖扎哪个手指好呢?

A：无名指最好。

无名指、中指、小指都挺好的，其中无名指是最好的，不建议测食指和大拇

指。因为无名指上的血液比较丰富，容易采血。毛细血管有两个分支，一个在无名指末端，另一个在其余手指的末端。而且，无名指和其他手指相比，使用得不算多，经常扎这个手指不容易被感染和影响日常生活。

Q：测血糖最好扎手指的哪里呢？

A：手指两侧。

手指两侧的血液更丰富，容易采血；同时神经末梢分布较少，不容易产生痛感。

Q：测血糖不能扎的手指部位是哪里？

A：避免扎指尖。

指尖神经分布比较密集，痛觉比较明显，经常扎指尖的话容易使指腹神经变得迟钝，影响手指的触觉。

Q：除了手指头，还有其他部位可监测吗？

A：手指被扎太多次，可以考虑扎其他部位，比如手掌上的大小鱼际或者前臂。

这些部位的神经分布虽然没有手指丰富，但是血糖值还是比较准确的。当然，这些部位测血糖是有限制的。首先，不是所有的血糖仪都可以监测这些部位的血糖；其次，不能很快地反映餐后血糖变化。

Q：扎手指测血糖，可以按压指腹吗？

A：不可以过分按压手指指腹。

因为挤出的组织液容易与血液混合在一起，监测的血糖值有误差。

空腹血糖的数值分析

1.正常值：空腹全血血糖为3.9~6.1mmol/L，血浆血糖为3.9~6.9mmol/L。

2.糖尿病值：空腹全血血糖≥7.0mmol/L，血浆血糖≥7.8mmol/L。2次重复测定。

3.需要做糖耐量试验：空腹全血血糖为5.6mmol/L以上，血浆血糖为6.4mmol/L以上。

4.胰岛素分泌极少或缺乏：空腹全血血糖超过11.1mmol/L。

做一个血糖监测记录表

日期	用药情况	不适症状	血糖记录									体重	血压
			1	2	3	4	5	6	7	8	9		
			空腹	早餐后2小时	午餐前	午餐后2小时	晚餐前	晚餐后2小时	睡前	午夜	随机		

注意：上表中，随机血糖需要在生病、外出、运动、饮酒、激动等情况下监测，不用天天监测。其他项目是否需要天天监测，可以听从主治医生的安排。

空腹血糖受损是怎么回事

成为真正意义上的糖尿病之前还有一个糖尿病前期。如果你的餐后2小时血糖正常，即餐后血糖低于7.8mmol/L，但是空腹血糖在6.1~7.0mmol/L之间，这是怎么回事呢？原来这在医学上被称为“空腹血糖受损”，属于糖尿病前期表现，好发于肥胖或者肝糖原输出增加的患者。

这类患者本身的胰岛功能或胰岛素释放还可以，但是肝脏储存的糖原过多，在清晨空腹时输出的糖分增加，容易引起空腹血糖相对过高。

空腹血糖受损，其实就是成为糖尿病的一个过渡期。据统计，糖耐量减低和空腹血糖受损者中大约有1/3的人会在几年后发展成为糖尿病患者，还有1/3维持不变，另外的1/3可能会恢复正常。

这类患者要经常做检查，积极地从饮食和运动方面调理，甚至可以听从医嘱增加一些口服降糖药，使空腹血糖慢慢地恢复正常。

三种不同的空腹血糖状况

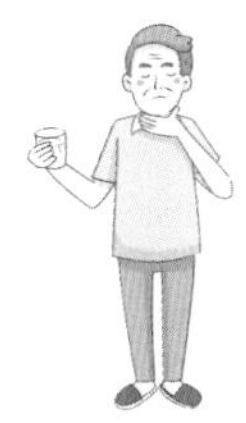

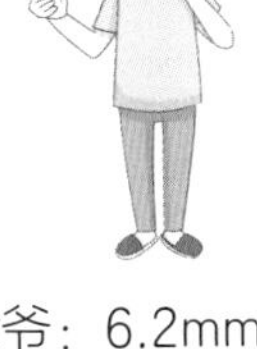

李大爷：6.2mmol/L

空腹血糖受损

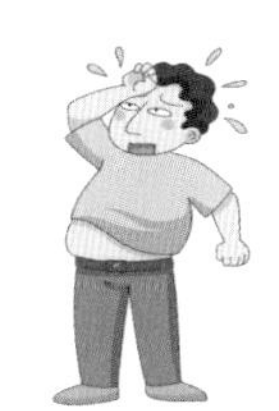

王叔叔：8.6mmol/L

糖尿病

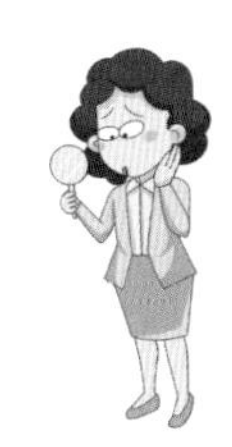

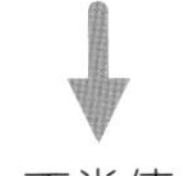

张阿姨：5.8mmol/L

正常值

晨练还能继续吗

平时喜欢早起晨练的黄先生最近有些郁闷，自从被查出糖尿病之后，他在运动前总是有些束手束脚，不敢轻易做出选择。晨练该不该继续坚持？选择哪种运动方式，才能确保血糖稳定呢？

晨起空腹运动不可行

糖尿病患者的身体素质较差，病情还总是反复，血糖极其不稳定。晨起空腹锻炼身体，能量消耗过快，容易引起血糖波动，可能会因为延迟进餐造成血糖过低，也可能因为没有服药而使血糖过高，甚至有可能使血糖先低后高。如果没有及时用餐，晨练时运动量不慎过大，很容易发生低血糖昏迷等严重后果。

总之，晨起服药后出去运动，而后再回去吃早餐，有些患者并不适合。

床上 10 分钟体操，唤醒身体

当然，没有特殊情况，一般不建议糖尿病患者早晨赖床，还是得坚持少量的运动，哪怕只是几个简单的小动作也可以。

1.腹式呼吸：将双手手掌置于下腹部，左腿弯曲，脚心贴在右小腿内侧。舌头顶住上颚，进行腹式呼吸，将注意力集中在下腹部，时间自行把握。双腿交替进行（图1、图2）。

2.屈膝枕手：双臂弯曲，枕到头下，再弯曲双膝，十个脚趾尽情地抓地放松（图3）。

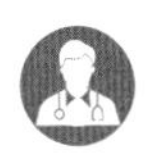

降糖精修班

什么是腹式呼吸?

腹式呼吸，以膈肌运动为主，胸部保持不动。你可以把腹部当成一个皮球，先用鼻吸气，达到极限，使腹部慢慢隆起；停留一两秒后，经口呼出，达到极限，至腹壁下陷。

腹式呼吸能有效地增加身体的氧气供给，使血液得到净化，有利于预防及改善多种慢性病，其中就包括糖尿病。

3.放松关节：保持平躺姿势，两个膝盖弯曲，尽量向胸部靠近，甚至可以用双手抱住双腿（图4）。

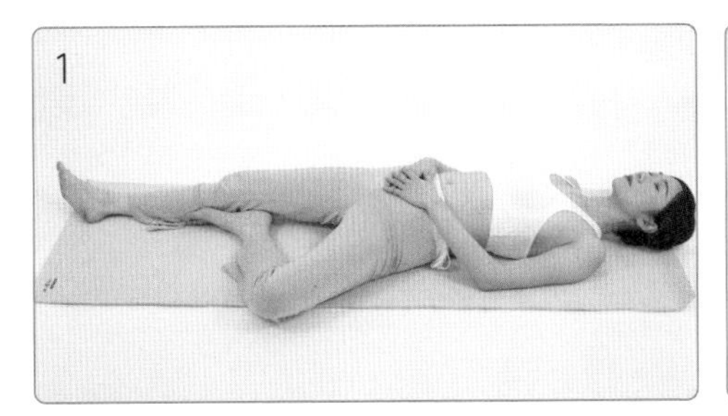

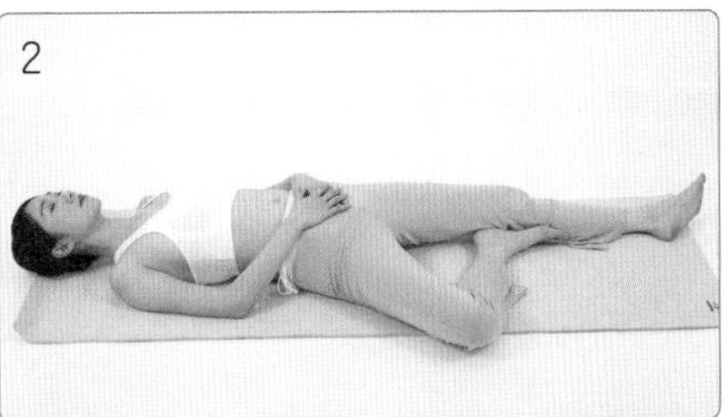

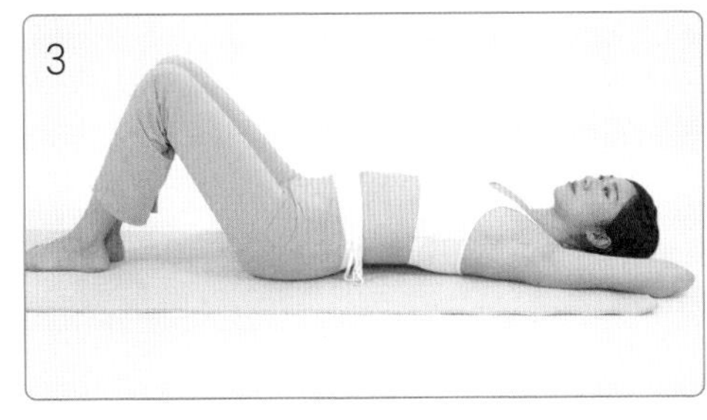

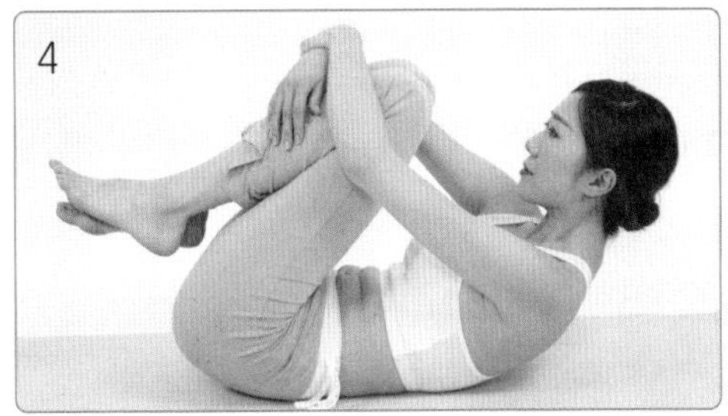

4.放松腰部：继续保持双手抱住双腿这一姿势，再前后左右地滚动身体（图5、图6）。

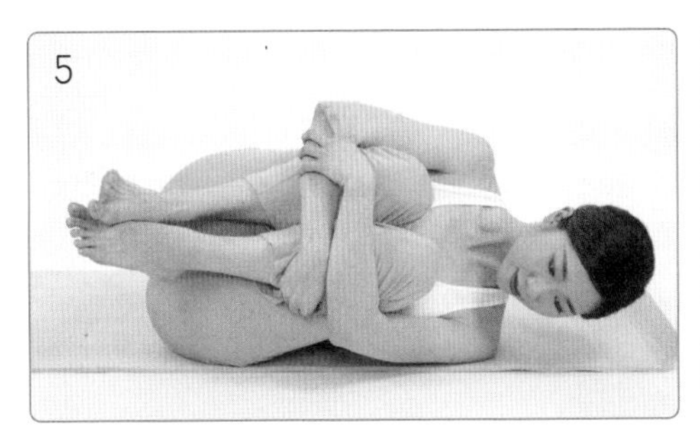

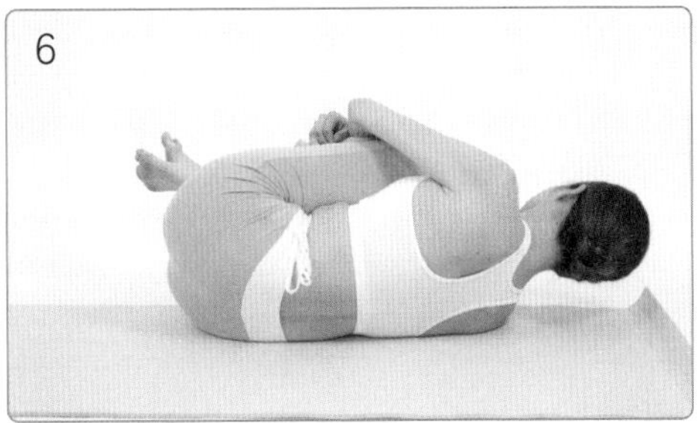

5.抬盆腔：平躺，双膝弯曲，双手抓住脚踝，臀部抬高，呈桥状，保持深呼吸一次（图7）。

6.按头皮：盘坐起来，两手的食指、中指、无名指弯曲略成45度，用指甲端来回快速按摩头皮1分钟左右（图8）。

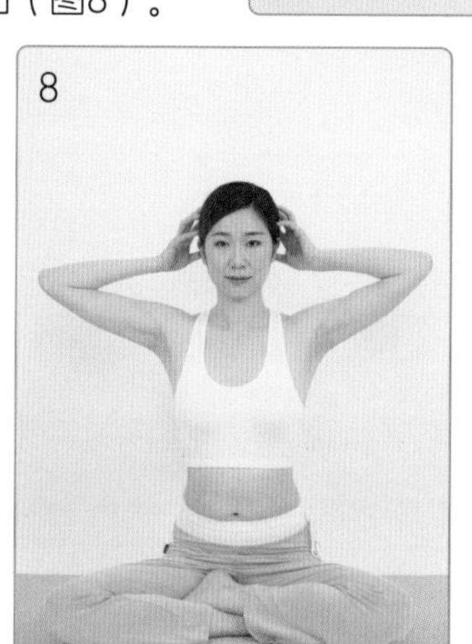

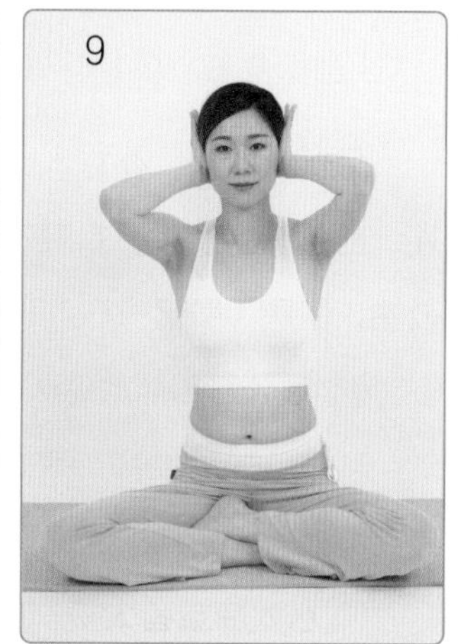

7.搓耳朵：两手掌紧贴两耳，由下而上，自前向后，用力揉按两个耳朵1分钟左右（图9）。

8.左右伸展胳膊：十指交叉，双手高举过头顶，向上伸直胳膊。双手保持不动，身体重心分别向左侧、右侧下沉，拉伸侧腰（图10、图11、图12）。

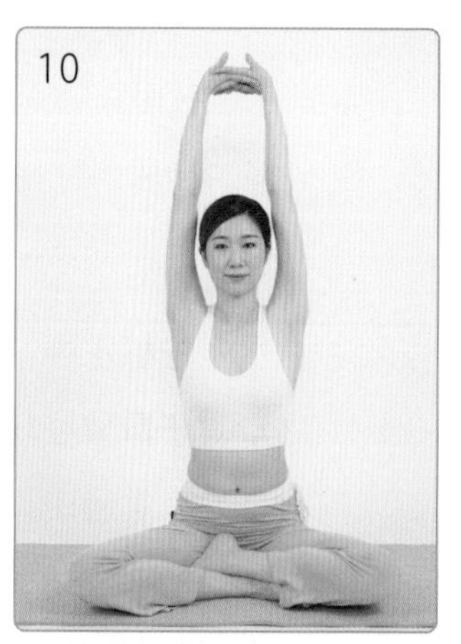

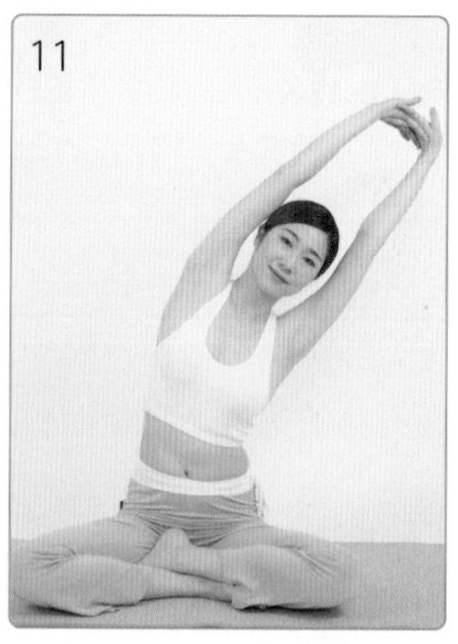

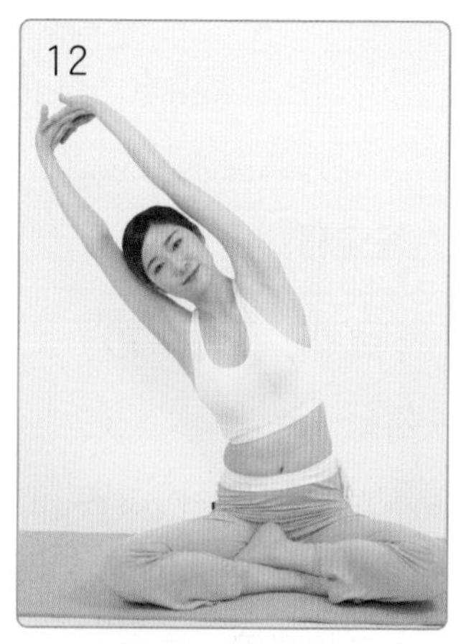

早晨醒来后，先别急着起床。上面这套简单的床上舒展操，有利于放松身体、消除睡意、唤醒活力、稳定血糖。

起床后喝的第一杯水很重要

晨起喝杯水，补充水分、促进排便、清醒大脑，还可降低血液黏稠度，减少心梗、血栓等的发生，有利于糖尿病患者控制血糖，并积极地预防心脑血管并发症的发生。但是，晨起一杯水，如果没喝对，可能会伤身！

⊗ **喝水太多、太快**：晨起，人体容易缺水，特别口渴，于是有些人会“咕噜咕噜”一顿猛喝。然而，我们的肾脏每小时只能排出800~1000毫升的水，短时间内若是突然大量饮水，容易损害心脏和肾脏功能。所以，建议小口、少量、多次饮水。

⊗ **水太凉或者太烫**：太凉或太热的水都容易刺激肠胃，引起胃黏膜血管急剧收缩，造成肠胃不适，甚至有些人喝完冰水就呕吐、腹泻。为避免“自作自受”，建议喝热水或温水，最好是烧开的水直接放凉至40℃左右的温开水。

⊗ **偏爱蜂蜜水、淡盐水、柠檬水等。**比起白开水，很多人喜欢在里面加点料，认为蜂蜜水能通便，柠檬水美白……但其实，“加料水”大多对糖尿病患者有害无利。

【蜂蜜】蜂蜜的果糖含量很高，而果糖进入人体后需要代谢转化成葡萄糖，再被人体吸收利用，这会加大血糖波动

【淡盐水】早晨是人体血压升高的第一个高峰期，淡盐水喝多了可能会使血压更高。尤其对于高血压、糖尿病、冠心病、肾功能异常者来说，无疑是雪上加霜

【柠檬水】柠檬水中的维生素对于胃酸过多的人来说，晨起空腹喝更容易刺激肠胃，产生泛酸、嗳气等症状，对糖尿病患者肠胃不利

血糖高低竟然与一天喝水量有关

我们的身体一半以上都是靠水维持的，如果饮水不够，身体容易缺水，继而引发一系列疾病。糖尿病患者也不例外，在控制血糖期间也得多喝水，有利于血糖的控制。

糖尿病患者为什么需要多喝水

糖尿病患者如果喝水太少，身体一不小心缺水，一些比较小而且敏感的血管容易被堵塞，尤其是眼睛里的血管。如果糖尿病患者眼睛出现问题，就容易发展成糖尿病视网膜病。临床上，治疗此病的时候，医生大多都会建议患者多喝水，保持体内水分的充足，使血液清洁畅行，进而帮助消除淤血，改善病情。

另外，当糖尿病患者血糖上升时，机体为了保护自身，就会通过尿液排出身体多余的糖分。糖尿病患者的尿量增多，身体水分大量流失，甚至脱水，这个时候就会口渴难耐。所以，糖尿病患者更应该保证每天摄入足够的水分。

抓住喝水的黄金时间段

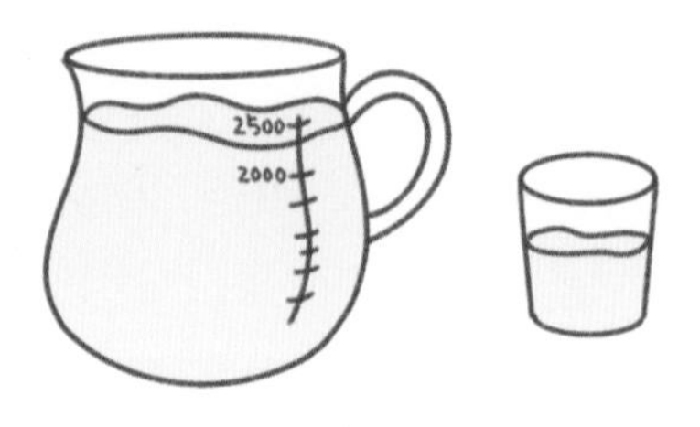

不管白天还是晚上，糖尿病患者都要有意识地补充水分。白天，身体会出汗，还得排尿，需要补水。晚上，身体活动减少，但仍要正常饮水，只是可以适当减少饮水量，促进肠胃蠕动和肠胃吸收功能。除了早上起床后，其实一天当中，还有几个时间点也需要补充水分。

【饭前半小时】

饭前半小时胃是空的，胃酸浓度较高，又没有“消化任务”，饥饿感比较强，喝一杯水能稀释胃酸，辅助缓解饥饿感，也可以让肠道为食物消化做好准备。

【午睡后】

午睡时人体体温升高，导致一部分水分变成汗液蒸发，再加上肠胃消化午餐也消耗了水分，患者容易感到口渴，此时需要补充200毫升的温水。

【下午三四点】

这个时候已经工作或者学习挺久了，人体容易产生疲惫感，喝点水有助于保持头脑清醒，还能促进体内代谢产物的排出，减少赘肉的产生。

【晚上睡前1小时】

睡觉时人体内的水分会通过呼吸和汗液蒸发而不断流失，血液黏稠度也会进入高峰，因而有必要在睡前1小时的时候补充200毫升左右的温水。

【起夜时】

不少人有起夜的习惯，特别是中老年人，有时会有夜尿频多症状。起夜之后可以补充100毫升的温水，有利于降低高血压、夜间糖尿病发作的风险。

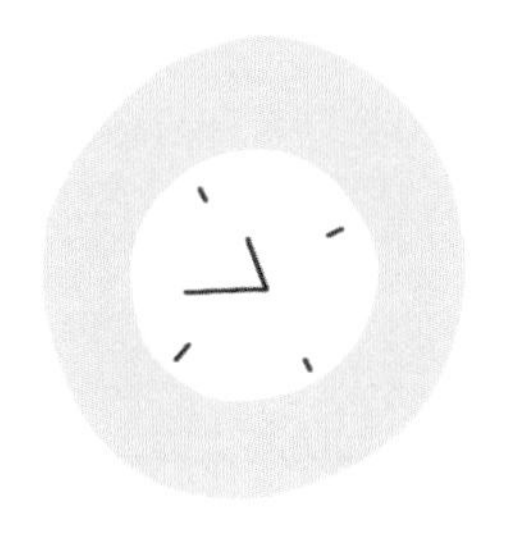

喝水时机别错过

【外出运动时】

运动会让身体水分流失，及时补充一些水分，避免身体水分消耗太快，还能促进热量的消耗，有利于控制血糖。

运动前、中、后的补水原则

◎运动前半小时，先喝300~500毫升温水

◎运动中最好每隔15分钟补充150毫升温水

◎运动后应该持续每15分钟喝水100~200毫升，一直到尿液不再特别黄为止

【洗澡前后】

洗澡前先喝水，可防止因洗浴时出汗较多、血黏稠、血压升高所致的意外发生；洗澡后喝水，可补充丢失的水分。

喝水也不是越多越好

糖尿病患者虽然要多喝水，但是也要注意不能一次性喝太多，避免造成水中毒，甚至加重并发症。

◎对于合并有糖尿病肾病的患者，要根据肾功能的状态来补充水分，不能随意摄入。如果水分摄入不当，会给肾脏带来负担，从而让疾病更加严重。这类人的喝水量需要根据尿液的多少来调整。

全天适宜的水量= 500毫升+前一天小便量

比如，前一天的尿液量约在800毫升，第二天摄入的水应该控制在1300毫升左右

TIPS：这里所说的水量，不仅是饮用水，还包括蔬菜、水果、牛奶、粥等中的水分

◎心力衰竭的人本身因心肌收缩舒张障碍，血液淤积，容易水肿。如果饮水量较大，体液量增加，血液可能变稀并增加血容量，从而进一步加重水肿。而且心力衰竭会导致全身各个组织器官缺血缺氧，肾脏受到影响，表现为尿量变少甚至无尿。因此，饮水较多，代谢过少时，水液出入失衡，反而会加重心衰。

控制饮水量是心衰护理的重要环节，严重的心衰患者几乎要将水分摄入量控制在800毫升以内，具体还得遵医嘱

糖尿病人的牙齿要仔细刷

糖尿病患者很容易患上多种口腔疾病，如果本来自带某种口腔疾病，如牙周炎等，一旦发生糖尿病，口腔疾病将会一发不可收拾，反复发作。不管怎么说，糖尿病患者的牙齿得好好呵护。

糖尿病患者容易引起多种口腔问题

糖尿病患者的唾液量相对减少，而且唾液的流速也在减慢，唾液里面的葡萄糖浓度在升高，唾液的pH值在下降，这使口腔的自洁能力开始下降。另外，口腔内环境的改变，很容易引起各种病原微生物的滋生和繁殖。所以，糖尿病患者很容易发生多种口腔疾病，比如舌炎、口腔黏膜炎、龋齿、牙龈炎、牙周炎等。

1.牙周炎：最多见的症状是牙龈出血，时间长了，牙齿会松动，甚至会脱落。

2.口腔真菌感染：大多为念珠菌感染，症状表现为嘴里出现白膜、红斑、口角炎等。

3.糜烂性扁平苔藓：这种病是仅次于复发性口腔溃疡的口腔黏膜病，表现为口腔黏膜网状白纹、发红，有的患者会发生黏膜糜烂，产生疼痛感。此病不会像复发性口腔溃疡能自愈，往往持续时间长。由于口腔内长期存在创面，有癌变的可能。

4.颌面部软组织感染：主要是细菌感染，导致局部蜂窝组织炎，表现为红、肿、热、痛，可能伴有发烧不适。

5.龋齿：糖尿病患者的唾液量明显减少，对口腔的清洁作用减弱，促使致龋菌生长。

你的牙刷得对吗

牙每天都刷，但未必刷得对。全球公认的有效去除龈缘附近及龈沟内菌斑的刷牙方法是巴氏刷牙法，又被称为“龈沟清扫法”或“水平颤动法”。

1.刷毛与牙齿表面呈45度，轻压刷毛，使刷毛一部分进入牙龈沟，一部分进入牙间隙（图1）。

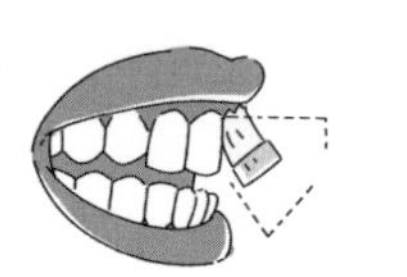

1

2.以2~3颗牙为一组，做短距离（约1毫米）的水平振动4~5次。刷完这一组，再继续刷一组，每次移动时应适当重叠，以免漏刷（图2）。

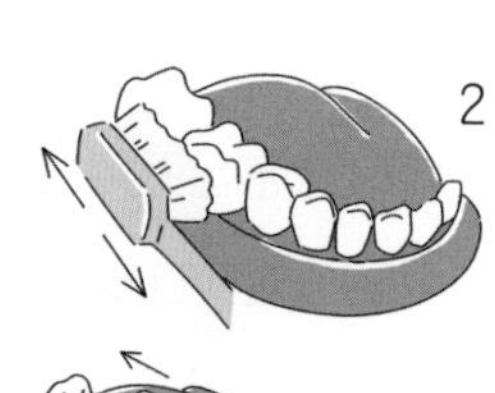

2

3.牙齿的内侧面，也用同样的方法刷干净（图3）。

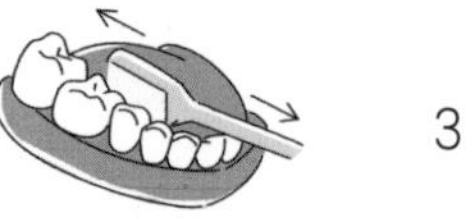

3

4.刷牙齿咬合面时，要平握牙刷，力度适中来回刷（图4）。

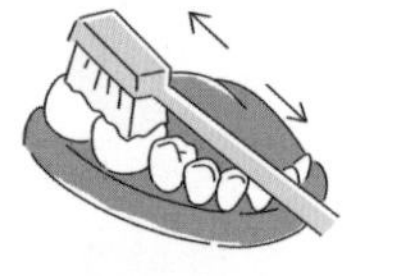

4

5.刷上下前牙的内侧面时，要竖起牙刷，用刷头轻柔地上下颤动刷牙（图5）。

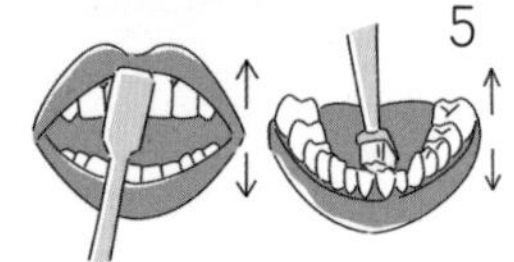

5

护齿细节不得少

◎刷牙时，最好选用刷头小、刷毛软的保健牙刷，而且要每隔半个月换一次牙刷；牙膏呢？最好选用硅作为摩擦剂的牙膏。

◎为避免糖尿病患者合并口腔病变，最好坚持每天刷牙4次。三餐饭后要及时刷牙，每次都在饭后3分钟刷牙，每次刷牙至少需要3分钟时间；睡前最好也刷一次牙，让细菌没有时间繁殖。

◎在正常情况下，建议每半年检查一次牙齿。若是已经患上口腔不适，最好先控制血糖，并尽快去口腔科检查治疗。之后，还需要每隔3个月做一次详细的口腔检查。

早餐时间最好别超过 8 时

糖尿病患者的早餐时间最好别超过8时，免得发生低血糖的意外。而且，糖尿病患者的日餐应在保证热量达到全天总热量20%~35%的基础上，科学搭配，营养均衡。

糖尿病患者如何吃好早餐

首先，早餐定时定量，干稀搭配，避免油腻、煎炸食品以及含糖量高的食物。

其次，早餐要包含五类食物：谷类、肉类、奶类、豆类、蔬菜水果类。只有三类食物，也称得上质量较好的早餐。包含两类，只能算是合格早餐。只有其中一类食物，基本属于不合格早餐。生活中，爱吃面条的人可以在面条中加入蔬菜和鱼肉等；爱喝稀饭的，可以做成菜粥、肉粥、鱼粥等。

糖尿病患者一周早餐计划

星期一	鸡蛋 1 个，菜包 1 个（50 克），米粥 1 碗，拌白菜心 1 小份
星期二	薏米粥 1 碗，鸡蛋 1 个，全麦小馒头 1 个（50 克），拌莴笋丝 1 小份
星期三	鸡蛋 1 个，牛奶 240 毫升，馒头 1 个（50 克），凉拌西蓝花 1 小份
星期四	鸡蛋 1 个，牛奶 240 毫升，窝头 1 个（50 克），凉拌豆芽 1 小份
星期五	茶叶蛋 1 个，豆浆 400 毫升，全麦面包片（50 克），凉拌苦瓜 1 小份
星期六	荷叶绿豆粥 1 碗，鸡蛋 1 个，豆包 1 个（50 克），凉拌三丝 1 小份
星期日	鸡蛋 1 个，牛奶燕麦粥 1 碗，海米拌芹菜 1 小份

降糖药先吃还是后吃

糖尿病患者想要有效地稳住血糖，一般都会使用降糖药来帮忙。但若是服药时间不当往往会达不到预期药效，甚至会事与愿违，使病情加重。那么，糖尿病人群应该餐前还是餐后用药呢？

餐前服用的降糖药

专家认为，口服降糖药在餐前服用的话效果会强一些。吃饭前先吃降糖药，在体内提前准备一个药物环境，使餐后血糖不上升或者较慢上升。要知道，这样的结果比先吃饭使血糖上升，再降糖要好很多吧！所以，在没有任何副作用的情况下，各种口服类的降糖药最好还是餐前服用。具体来说：

1、**磺脲类：**餐前30分钟服用。

【药品名】甲苯磺丁脲、氯磺丙脲、格列本脲片、格列硅酮、格列齐特

【特点】疗效稳定、作用缓和、耐受性好

【作用】刺激胰岛素分泌，快速降低血糖；增加胰岛素敏感性并降低血糖。

2、**葡萄糖苷酶抑制剂：**餐前比餐后服用效果更佳，其中拜糖平在第一口饭前吃效果最好，倍欣在餐前直接吞服效果最佳。

【药品名】阿卡波糖、伏格列波糖

【特点】容易造成营养不良、腹胀、腹泻等不适。

【作用】在小肠中阻止葡萄糖苷酶与多糖类物质结合，延缓事物中葡萄糖与果糖的消化与吸收速度，降低餐后血糖。

3、噻唑烷二酮类药物：早餐前空腹服用，效果最佳。

【药品名】罗格列酮、吡格列酮

【特点】属于胰岛素增敏剂。

【作用】改善胰岛素抵抗，提高胰岛素在周围组织的敏感性

4、非磺脲类促胰岛素分泌药：餐前服药，不进餐不服药。

【药品名】瑞格列奈、那格列奈

【特点】药效发挥比较快。

【作用】刺激胰岛细胞分泌胰岛素，降低血糖。

餐后服用的降糖药

双胍类：餐后立即服用，减少药物对胃的刺激。

【药品名】二甲双胍、苯乙双胍

【特点】疗效稳定，作用较缓和。

【作用】增加外周组织对葡萄糖的利用，减少肝糖原的生成，降低血糖。

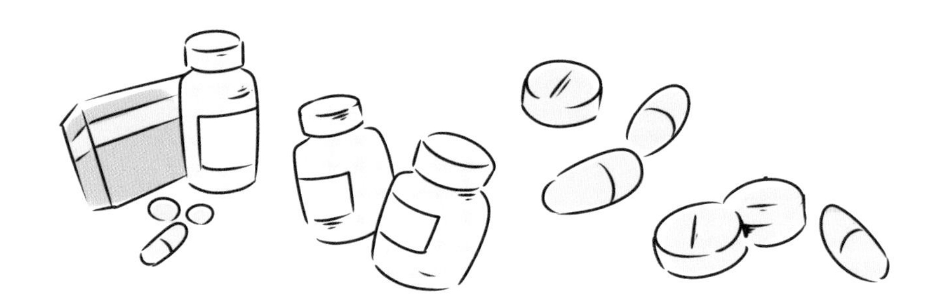

糖尿病患者的药物疗法，需要在良好的饮食疗法与运动疗法的基础上进行，否则即便通过药物疗法暂时将患者的血糖降下来了，但因为饮食与运动没有坚持下去，有可能会很快反弹回来。

如果你需要胰岛素治疗

胰岛素治疗，患者可以自行实施皮下注射的一种治疗方法。门诊时，不少糖尿病患者因为担心对胰岛素产生过大的依赖性，宁可多吃药，也不愿意使用胰岛素。

这其实是对胰岛素的一个误会！胰岛素本来就是人体分泌出来的一种激素，而糖尿病患者的体内胰岛素分泌往往缺乏，这时急需注射外源性胰岛素，用以降低血糖。而且，注射工具已经有了很大改善，针头使用比较细，痛感大大减轻。

应用胰岛素的适应证

糖尿病，慢性病的一种，需要长期降糖治疗，甚至有人把胰岛素治疗当作“救命稻草”。其实，胰岛素并非人人适用。那么，哪些情况需要进行胰岛素治疗呢？

时间	情况说明
1 型糖尿病患者	患者体内分泌胰岛素的胰岛细胞被完全破坏，彻底丧失了分泌胰岛素的功能，若是不用胰岛素治疗，容易发生酮症酸中毒，甚至危及生命
2 型糖尿病患者	1. 开始发病后的 3 个月内刺激胰岛素分泌药物已经用到最大剂量，但空腹血糖仍然 >11.1mmol/L，需要胰岛素治疗
	2. 服用降糖药，最大剂量仍无法控制血糖，应用胰岛素治疗
	3. 感染、外伤、手术、肺结核疾病患者，用糖皮质激素治疗时。糖尿病急性代谢紊乱，比如酮症酸中毒、高渗性昏迷、乳酸酸中毒昏迷等
	4. 心、脑、肝、肾、眼底、神经、下肢和皮肤糖尿病慢性并发症患者
	5. 消瘦的 2 型糖尿病患者
	6. 胰岛素水平低，血糖控制不佳时

续表

时间	情况说明
特殊类型的糖尿病患者	胰源性糖尿病、肢端肥大症、库欣综合征等继发性糖尿病等。
糖尿病合并妊娠或妊娠糖尿病患者	妊娠前、中及分娩期需要用胰岛素治疗

注射工具可不单是一根针

当你需要进行胰岛素的注射治疗，可不是一个简单的注射器具就够了。消毒器、注射器、胰岛素制剂的选择都很重要，对胰岛素的疗效还有影响。

消毒器具

用于皮肤消毒，选用75%的酒精或酒精棉片，不能使用碘酒或碘伏消毒。因为胰岛素属于蛋白质，如果用碘伏或碘酒消毒的话，容易影响其活性。

注射器具

用普通针管抽取、注射胰岛素，不太方便，而且不能保证注射剂量的准确性。应该选用专业的胰岛素注射笔，操作简单，使用方便，携带方便，剂量调节准确。

胰岛素制剂

根据见效时间以及持续的时间长短，注射胰岛素可分为以下六类:

1.短效型胰岛素：诺和灵R、优泌林R……

透明溶液，注射后吸收快，作用迅速，持续时间短，剂量容易调整，可皮下注射也可以静脉注射。注射30分钟左右起效，甚至注射后立即起效，持续时间2~8小时不等。

2.中效型胰岛素：诺和灵N、优泌林N……

白色混悬液，只能皮下或肌肉注射，不能静脉注射。起效较慢，作用时间较长。注射后大约1个小时即可见效，效果大概可持续24小时。

3.长效型胰岛素：诺和灵U、优泌乐、诺和锐……

白色的混悬剂，吸收速度慢，作用时间长。注射后4~6小时会出效果，药效可维持24~36小时。

4.预混型胰岛素：诺和灵30R、诺和灵50R、优泌林70/30……

白色混悬液，按照固定的比例把短效胰岛素与中效胰岛素混合制成。药效介于短效与中效之间，比中效的见效速度快，又比短效型的维持时间略长一些。

5.超短效型胰岛素：优泌乐、速秀霖、诺和锐……

透明溶液，是人胰岛素类似物。

6.超长效型胰岛素：甘精胰岛素（来得时）……

透明溶液，也是人胰岛素类似物。

胰岛素制剂的选择需要听从主治医生的意见，在注射前还有针对胰岛素制剂的一些注意事项。

◎检查一下胰岛素制剂是否在有效期限内，是否密封完好。短效胰岛素外观应该澄清，一旦浑浊则不可使用；中长效胰岛素浑浊即为正常。

◎使用中长效胰岛素时，应先翻转、滚动或者轻轻地搓动一下制剂，使其均匀。切不可上下使劲摇动。

如何把握胰岛素初始注射剂量

1.按照血糖高低注射胰岛素

公式：（血糖-100）×体重（千克）×6÷2000

按照这个公式即可计算出胰岛素的初始剂量。

2.根据尿糖的多少来选择剂量

一般来说，尿糖监测为几个加号，就应该按照每个加号2~3个单位，在上一顿饭前将胰岛素的注射剂量适量增加。

举例说明：

★午餐前尿糖为3个加号，开始时，早饭前可以注射6~10个单位的胰岛素。

★如果空腹尿糖为3个加号，应该在前1天晚餐前或者睡前注射6~10个单位的胰岛素。

注射剂量需要调整吗

糖尿病患者一直都在进行合理的饮食与运动调养，血糖水平却始终没有达到预期的血糖控制目标，这就需要在医生的指导下，合理地监测血糖的同时，灵活、适量地调整胰岛素的注射剂量。

1.正常情况下，每增加1个单位的胰岛素，往往会使血糖降低2.8mmol/L左右。如果你的某一餐血糖值为16.8mmol/L，离7.8mmol/L的目标值还差太多，则需要将第二天这一餐前的胰岛素增加2~3个单位。

2.血糖值若是低于2.9mmol/L，或者出现了头晕、心慌等低血糖不适，则需要适当减少胰岛素的剂量，应该从小剂量开始逐渐减少胰岛素的剂量。一般来说，每3~5天调整2~4个单位的胰岛素。

3.低血糖症状在加餐后有所改善，在下次就餐时需要继续注射胰岛素，同时可以适当减少胰岛素的用量，但是同样需要按时监测血糖值。

4.根据血糖浓度调整餐次的胰岛素。

★午夜或空腹血糖过高或过低，可以调整睡前或晚餐前的中效胰岛素的剂量。

★早餐后血糖过高或过低，可以调整早餐前短效胰岛素的剂量。

★午餐后血糖过高或过低，可以调整午餐前短效胰岛素的剂量，或者调整早餐前的中效胰岛素的剂量。

★晚餐后血糖过高或过低，可以调整晚餐前短效胰岛素的剂量。

胰岛素的注射部位选好了吗

胰岛素功效的发挥，还与注射部位有关。因为身体不同部位对胰岛素的吸收速度是不一样的。一般来说，脂肪较多的身体部位，胰岛素的吸收速度较慢。另外，人体运动后胰岛素的吸收速度会加快，肌肉内注射胰岛素的吸收速度要比皮下注射更快。

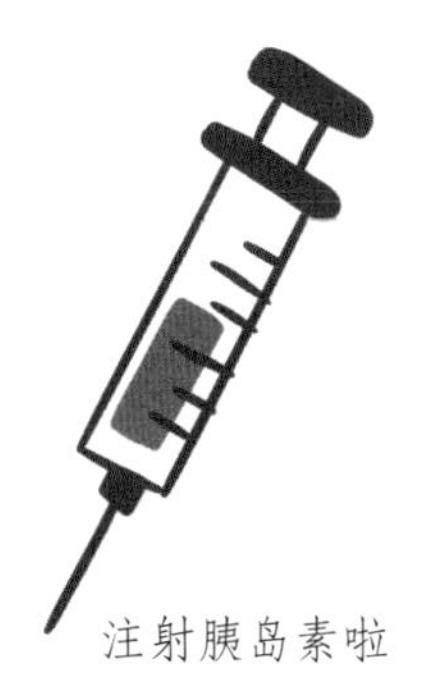

注射胰岛素啦

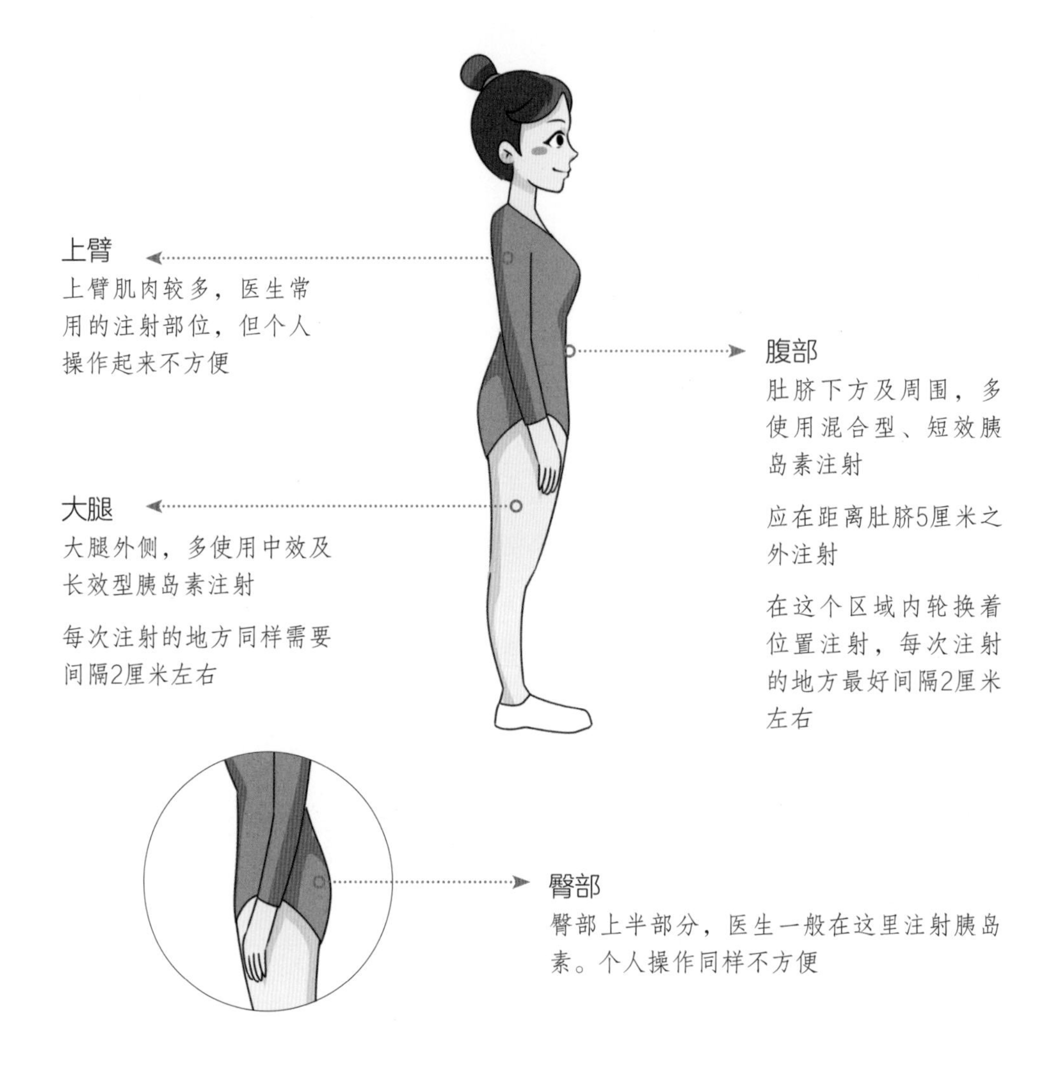

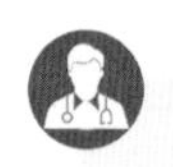

降糖精修班

关于注射部位的唠唠叨叨

◎胰岛素注射部位要轮换，尽量避免1个月内重复注射同一个位置，防止脂肪增生的出现，影响降血糖的效果。

◎在同一时间应做到单一部位的轮换，而不要多部位同时轮换，毕竟不同部位胰岛素的吸收速度也会有差异。比如，长期在大腿外侧注射胰岛素的患者，若是突然改在腹部注射，吸收速度很可能会加快，低血糖发生的可能性也会更高。

◎注射时，一旦出现疼痛、凹陷、硬结等不适时，最好立即停止在该部位注射，可以尝试换一个地方注射。

开始注射胰岛素吧

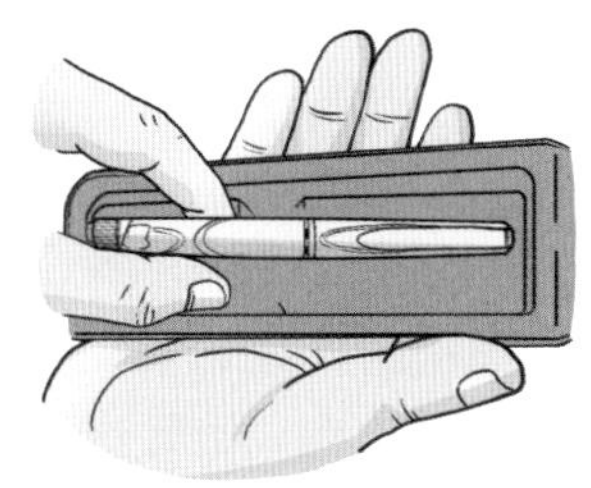

1.核对胰岛素和笔芯。核对胰岛素剂型、检查笔芯有无破损或漏液，检查笔芯中的药液性状，并确认是否在有效期内，确认胰岛素笔内是否有足够的胰岛素量。

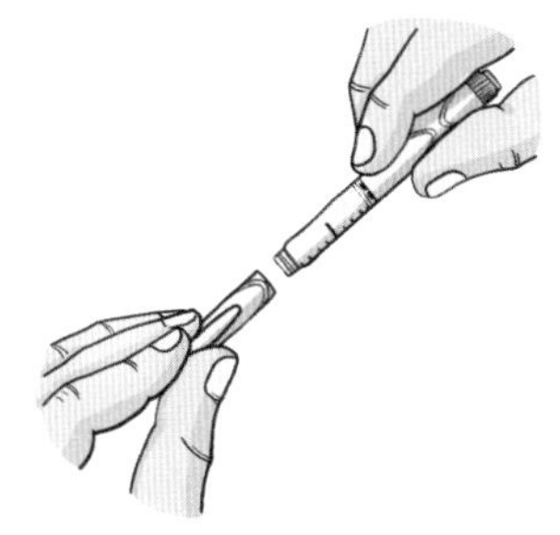

2.安装胰岛素笔芯。胰岛素笔与胰岛素笔芯必须匹配，具体操作步骤：旋开笔帽，拧开笔芯架；将笔芯装入笔芯架，拧紧；装上笔用针头，备用活塞杆复位。

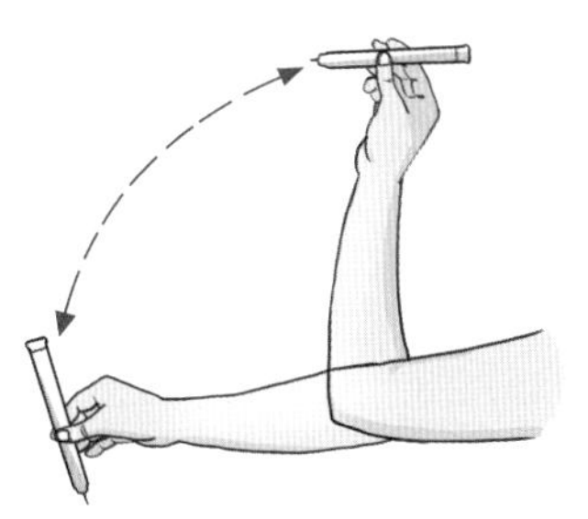

3.将胰岛素充分混匀。在使用云雾状胰岛素（比如预混型胰岛素）之前，应将胰岛素充分混匀。将胰岛素笔平放在手心，水平滚动10次，然后用双手夹住胰岛素笔，通过肘关节和前臂上下摆动10次，使瓶内药液充分混匀，直至胰岛素转变成均匀的云雾状白色液体。

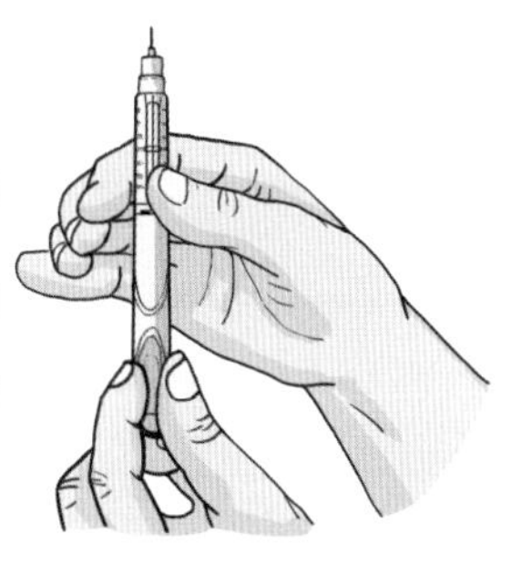

4.正确安装胰岛素笔的针头，排尽笔芯内空气。注射前，将剂量调节旋钮拨至2U，针尖向上直立，手指轻弹笔芯架数次，使空气聚积在上部后，按压注射键，直至一滴胰岛素从针头溢出，即表示活塞杆已与笔芯完全接触，且笔芯内的气泡已排尽。

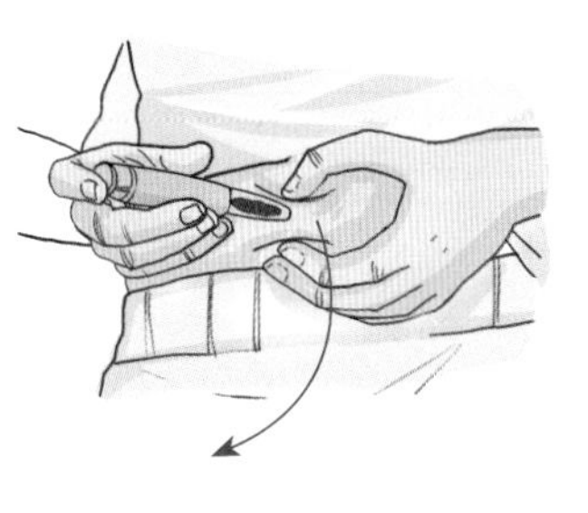

5.将剂量旋转至所需刻度，给注射部位消毒；判断是否捏皮，选择合适的注射手法及进针角度，快速进针，缓慢注射药物，针头停留至少10秒。捏皮时，用拇指和食指（或加上中指）捏起皮肤，不可以用多个手指捏起皮肤，以免捏起肌肉层。

捏皮后90度角进针或者不捏皮45度角进针，都是为了增加皮下组织的厚度，降低注入肌肉层的风险。

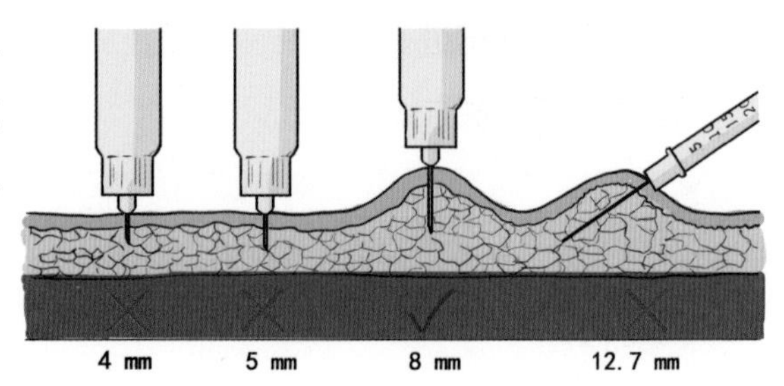

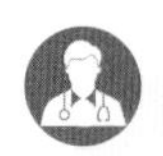

降糖精修班

胰岛素应该这样存放

◎胰岛素在首次使用前，就得放在冰箱冷藏室内保存，2~8℃的温度最合适，保存时长30个月左右。已经用过的胰岛素，一般要在3个月内用完，不宜长时间保存在冰箱里。

◎注射前要提前将胰岛素从冰箱内取出，放在室温内复温，避免冷藏的胰岛素加剧注射时的疼痛感。

胰岛素泵的正确使用

注射胰岛素，毕竟一天要打好几个针，难免苦恼。有不少皮下注射四次胰岛素的患者，就经常会提及一个问题：能否把皮下胰岛素注射改为胰岛素泵治疗？

胰岛素泵是什么

胰岛素泵是一种和以前寻呼机大小差不多的仪器，主要用来输注胰岛素。它可以很精确地输注胰岛素，精确到每小时输注0.1单位或0.05单位，患者不再通过注射器或注射笔来皮下注射胰岛素，通过几个按键就可以把胰岛素输注至皮下。

胰岛素泵的优缺点

【优点】

★胰岛素泵通过按键控制胰岛素，经软管将其输注至皮下，不需要注射，比较方便。

★患者在进餐方面具有更多的选择性，如果用注射笔皮下注射胰岛素，注射后在一定时间内必须进食，否则容易低血糖，胰岛素剂量也要固定。使用胰岛素泵就方便很多，可以根据进餐情况选择不同的胰岛素注射方式，单次大剂量或多次大剂量，后者更利于进餐方式间隔时间过长时的血糖控制。

★使用胰岛素泵，可以减少胰岛素的使用量，更有利于糖尿病患者体重的控制。

【缺点】

★胰岛素泵有一个埋在皮下的软管，如果软管过长，或者处理不好，可能会形成打结，这样会影响胰岛素的输注。如果软管打结打死，胰岛素无法输注，会导致严重的糖尿病。

★胰岛素泵可以使进餐更加灵活，这可能使自制力比较差的患者进食过多，很容易导致体重增加。

★胰岛素输注软管另一端的软针埋在皮下，有些人对针头或橡胶过敏，可能会出现局部皮疹。

哪些人需要用胰岛素泵

理论上说，胰岛素泵的使用没有严格限制，只要患者年龄不是太小，能够学会胰岛素泵的使用，会操作即可。

如果是成年人，特别是血糖波动大的1型糖尿病患者，他们需要频繁调整胰岛素剂量，可以考虑使用胰岛素泵。

2型糖尿病病人晚期，胰岛功能衰退需要注射胰岛素时，也可以使用胰岛素泵。

总之，使用胰岛素泵有利有弊，还是根据个人情况来决定吧

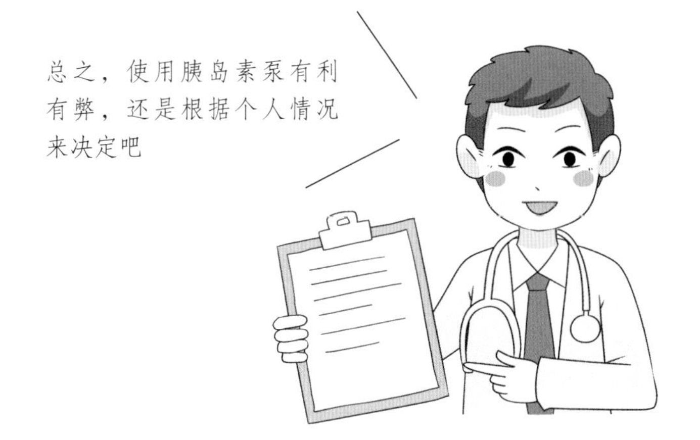

口服降糖药如何联用最合理

根据不同种类药物的作用机制与特点，选择两者或三者之间有互补作用的降糖药，采用联用方式，可以达到降糖作用相加、不良反应相互抵消的效果。

◎**双胍类与噻唑烷二酮类药物联用**：在使用二甲双胍的基础上再加用罗格列酮，胰岛素敏感性会增强，糖化血红蛋白会进一步降低。

◎**双胍类与α-葡萄糖苷酶抑制剂联用**：不仅有利于减轻体重，还能改善胰岛素抵抗，更加适合肥胖型的糖尿病患者，但可能会产生胃肠道消化不良。

◎**双胍类与非磺脲类促胰岛素分泌剂联用**：促胰岛素分泌剂对就餐后血糖波动有明显的降低作用，而双胍类药物则对空腹血糖水平有稳定作用。二者合用对血糖的降低作用更明显，还不会影响体重，不容易发生低血糖的风险。

◎**磺脲类与噻唑烷二酮类药物联用**：当磺脲类药物对血糖控制不佳时，配合使用噻唑烷二酮类药物，可明显降低血糖，还可降低血浆胰岛素水平！只是，要特别留心低血糖风险。

◎**磺脲类与双胍类药物联用**：肥胖者首选双胍类药物，非肥胖者则可选择磺脲类药物。当使用磺脲类药物控制血糖效果不佳时，最好加用双胍类药物，控制血糖的效果会比较明显，还可减轻体重。

◎**磺脲类与α-葡萄糖苷酶抑制剂联用**：当磺脲类药物对血糖的控制不够满意时，或者餐后血糖反而偏高时，可以加用α-葡萄糖苷酶抑制剂，要餐前使用，可使餐后血糖快速下降，还可以改善胰岛β细胞的功能。

当然，并不是所有降糖药都可以联用的。比如，两种磺脲类药物或者两种双胍类药物联用，反而会使它们相互竞争，容易造成不良反应的出现，影响降糖效果。

糖尿病患者日常为什么要随身携带高能量（甜）食品

糖尿病患者需要接受降血糖治疗，所以低血糖的风险一直都存在，而且会随时发生在任何一位糖尿病患者身上，尤其以老年人及肝肾功能不全者多见。

低血糖其实算不上是一种独立的疾病，而是多种原因引起的血液葡萄糖低于正常值的症状表现。一般来说，正常人随机血糖值低于2.8mmol/L，即可考虑为低血糖，而糖尿病患者血糖低于3.9mmol/L，便可被视为“糖尿病性低血糖”。

低血糖的发病原因

一般来说，发生低血糖有以下几个病因：

◎胰岛素使用量不当，剂量有点大。

◎进食量太少或不能及时进餐。

◎活动量太大，体内热量消耗有点多，又不能及时地得到补充。

◎体重减轻，但胰岛素注射剂量未能及时减少。

◎服用其他药物，如水杨酸制剂、氟西汀等。

◎餐前注射胰岛素或服药后忘记进餐或进餐延迟。

积极应对降糖治疗中的低血糖不适

患者一旦出现低血糖，自主神经最早受到影响，之后是中枢神经与大脑受损，身体也会跟着开始产生不适。我们需要根据症状表现，合理地应对。

轻、中度低血糖症状
头痛、手脚发抖、心悸、全身无力、出冷汗、嗜睡、视物不清、容易饿、想吐等
应对的办法
1. 可食用 10~20 克白砂糖，也可饮用含有等量糖分的饮料或者糖水，稍微休息一会儿
2. 若 15 分钟后症状还是没有得到缓解，可重复第一步的做法
3. 直接摄入 10~20 克葡萄糖

注：◎除了白砂糖之外，还可以食用奶糖、饴糖、咸饼干、甜饼干等。◎巧克力的见效不是很快，不建议食用。

应对不及时的话……

重度低血糖症状
痉挛、神经错乱、胡言乱语、神志不清、身体暂时失去知觉、昏迷等
应对的办法
1. 进行胰高血糖素注射或葡萄糖注射
2. 立即联系主治医生，送往医院进行治疗

谨防低血糖最要紧

1.按时进餐，尽量不要延迟吃饭。如果情非得已，还是先吃点饼干、水果等食物提前补充一下吧。如果可以，最好随身携带高能量（甜）食品。

2.及时就医，在医生的指导下正确调整药物，药物的使用量不要随意增加。

3.每天运动的时间、运动量最好保持恒定。如果需要大量运动，最好提前适当加餐，甚至可以询问医生是否可以减少胰岛素或降糖药的使用量。

4.保证每天都能自测血糖，尤其是注射胰岛素的患者，一旦发现低血糖不适，就要自测血糖，并记录下来。

降糖过程中还会出现哪些不良反应

除了低血糖现象，口服降糖药还容易产生其他不适反应，尤其以胃部不适为主，比如恶心、呕吐、消化不良、腹泻等。

恶心、呕吐了，怎么办

降糖药一旦刺激胃黏膜，容易产生恶心、呕吐症状，这就要求我们选择适宜的服药时间，比如饭后服药，反胃、想吐的感觉会适当减轻。

当然，若是出现了这样的不适，饮食上就得尽量避免过于刺激的食物。若是吐得比较厉害，就要适当吃些增强胃动力的药物，比如吗丁啉、胃舒平等。

消化不良，拉肚子了，怎么办

有些降糖药会影响肠道内表层细胞的消化功能，使得食物的营养不能被小肠吸收利用，以致出现消化不良、腹泻等不适。

这时我们可以采用少食多餐、避免食用性味过于刺激的食物，就连富含纤维素的食物也要尽量少吃；还得及时补充水分，避免脱水；必要的话甚至要服用止泻剂。

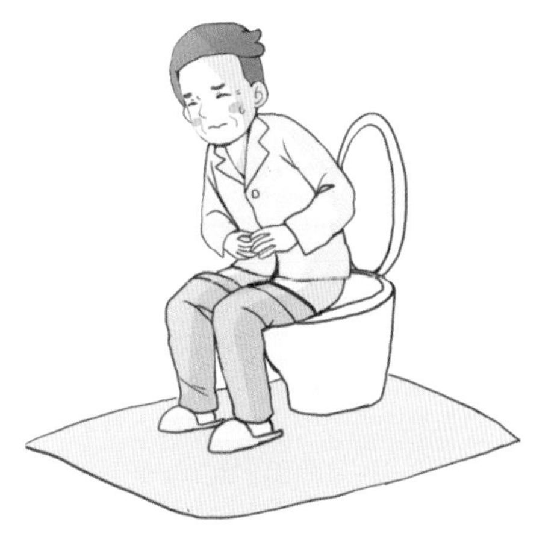

专题——冯凯主任重点说：
成人晚发自身免疫性糖尿病的确诊

成人晚发自身免疫性糖尿病（LADA）具有明显的临床特征，它以早期识别为主，无自发性酮症倾向，体重下降也不那么明显，但是患者还是普遍偏瘦，胰岛β细胞具有一定的分泌功能……

那么，我们如何确诊这个类型的糖尿病呢？

胰岛自身抗体检测很重要，包括谷氨酸脱羧酶抗体（GADA）、蛋白酪氨酸磷酸酶2抗体（IA-2A）、胰岛素自身抗体（IAA）及锌转运体8抗体（ZnT8A）等。其中，GADA是诊断LADA最敏感的免疫指标。

具体的诊断标准如何呢？

1.糖尿病患者年龄一般≥18岁。

2.胰岛素自身抗体呈阳性。

3.诊断糖尿病后至少半年不依赖胰岛素治疗，并排除妊娠糖尿病及其他特殊类型的糖尿病。

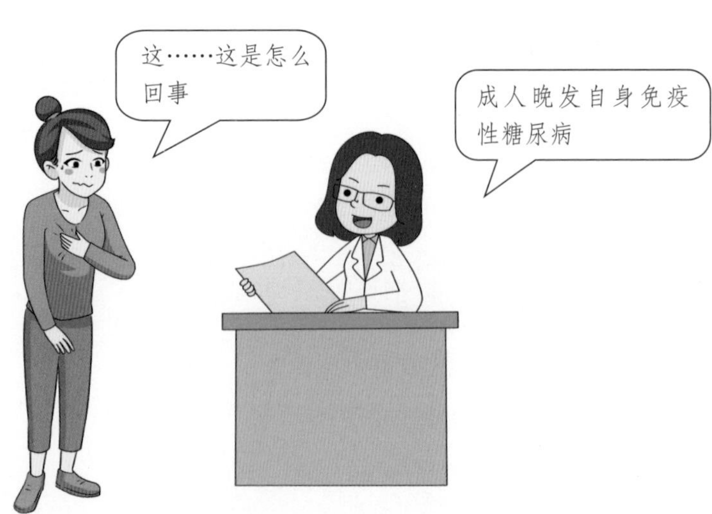

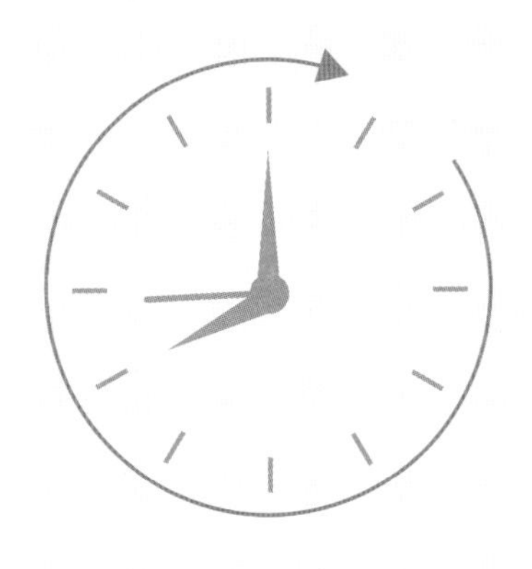

第三章

早餐后 8~11 时，忙里“偷闲”控血糖

早餐过后，迎接我们的就是一上午的忙碌，忙着办公，忙着干家务，忙着出门采购……

不论你在做什么，一定要确认自己是否已经正常吃药或打过胰岛素，如何补服药物或者补打胰岛素，还得抽点时间休息片刻，哪怕闭目养神也好。时间确实不允许的时候，变着法儿地活动活动吧！其中还有一件重要的事情，检测餐后 2 小时血糖，判断是否需要加餐。

如果漏服降糖药，怎么办

定时定量地用药，才能稳定地控制血糖。哪怕是一次不经意地漏服药物，都有可能使血糖在短时间内居高不下，甚至不降反升。若是经常忘记按时吃药，后果会更加严重。如果漏服降糖药，应该立即补服还是干脆就不吃了？

【磺脲类】

短效性往往要在餐前半小时服用，如果到了饭点才想起来，不妨将吃饭时间往后推迟半小时。

如果到了两餐之间才想起来漏服，最好马上测血糖，血糖轻微升高，可以增加活动量，无须补服。血糖明显升高，适当减量补服吧。

【双胍类】

单独使用二甲双胍，一般不会出现低血糖。如果二甲双胍的用量较小，可以加大活动量来降低血糖，无须补服。

联合用药的话，最好也增加活动量来降低血糖，或者在明确血糖水平明显偏高时再补服。

【非磺脲类】

如果两餐之间才想起忘记吃药，先测血糖，再决定是否减量补服。

如果马上到下一餐才想起来，无须补服。还得监测餐前血糖，若升高不明显，无须改变用药量和进餐量；若是血糖明显升高，可以适当减少下一餐用餐量，帮助血糖恢复正常。

【α-葡萄糖苷酶抑制剂】

餐中想起漏服还可以补上，但吃完饭再补的话，降糖效果会大打折扣。

如果漏打胰岛素，怎么办

【漏打长效胰岛素】

1.原用一天一次的长效胰岛素，漏打一次，尽快补上即可。

2.下次注射如在原时间注意低血糖反应，也可改变注射时间，将注射时间调整为补打时间。

【漏打短效胰岛素】

1.原用一天一次的短效胰岛素，在餐后立即注射短效胰岛素。

2.原用一天多次的短效胰岛素，餐后补打相同剂量的超短效胰岛素。

【漏打预混型胰岛素】

1.餐中或餐后漏打：可以立即补打，监测血糖，必要时加餐。

漏打含速效的混合型胰岛素，这与速效胰岛素有点相似：

① 餐中或餐后半小时内想起来漏打：立即原量补打，或在此基础上减少1~2单位。

② 餐后半小时以上，或过了1~2小时想起来漏打：保持原来的运动强度，将漏打的胰岛素剂量减半补打。

漏打含短效的混合型胰岛素，这与短效胰岛素有点相似：

① 餐中或餐后15分钟内想起来漏打：立即原量补打，或在此基础上减少1~2单位。

② 餐后15分钟以上，或过了1~2小时想起来漏打：保持原来的运动强度，将漏打的胰岛素剂量减半补打。

2.如果已经过了很长时间，临近下一餐餐前：先测餐前血糖，如果血糖超过10mmol/L，可以临时注射一次短效或速效胰岛素。如果这时你家里又没有短效或速效胰岛素的，只能打一个小剂量的预混胰岛素，撑到下次打针的时候。

久坐一族，间隔半小时活动一下

如果平时工作太忙，顾不上运动，忙里偷闲也得做做简单的肢体活动。我们可以在工作间隙将扩胸、转身、扭头、低头、弯腰等常见的小动作融入到休息中，消除一下疲劳，让自己提神醒脑，并在锻炼身体的基础上稳定血糖。

常做扩胸，心肺复苏

扩胸运动，可以锻炼胸部肌肉，增强心肺功能，帮助提升胰岛素的敏感性，稳定血糖。

1.站立姿势，手臂抬高，两手平举成一水平线上，双手握拳于胸前（图1）。

2.两手不能分开，胸大肌用力，手臂慢慢往上抬起至头顶。双手抱着手臂，头尽量抬起并向后靠（图2）。

【小叮咛】

◎手臂上抬时呼气，放松时吸气。

◎还可借助矿泉水瓶、小哑铃等运动器材。

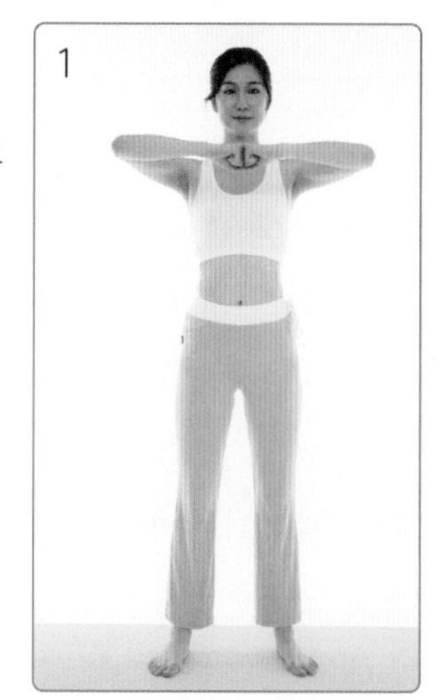

1

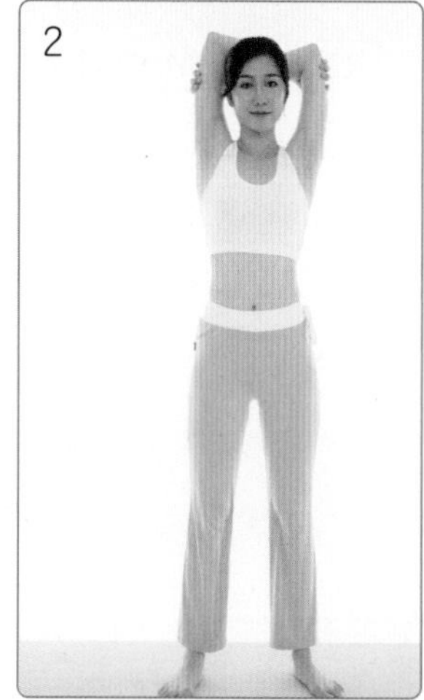

2

活动手指，稳定情绪与血糖

手指操是一款趣味性强、老少皆宜的小动作，不受时间与场所的限制，操作还很简单。更难能可贵的是，它能增强脑细胞功能及全身器官的协调能力，提高免疫力，降低糖尿病引起的不适。勤做手指操还有利于集中注意力，稳定情绪，改善糖尿病引起的焦躁、不安、烦闷等不良情绪，对控制血糖有益。

1.左手大拇指和食指指腹触碰1次，然后大拇指、中指、无名指以及小指分别触碰（图3、图4、图5、图6）。

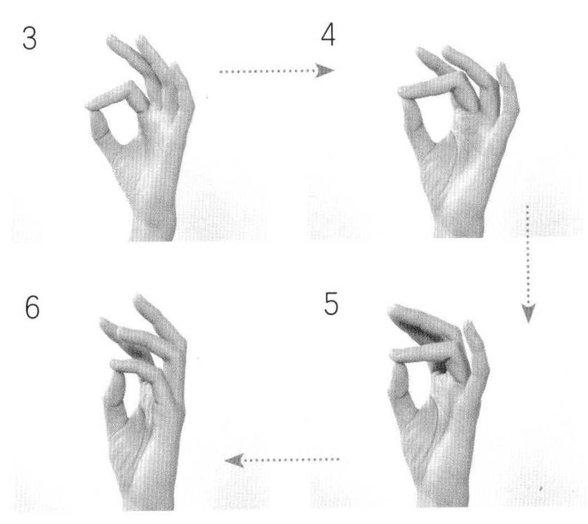

2.左手大拇指分别和其他四指的第一个指关节（指横纹）轻轻地触碰（图7、图8、图9、图10）。

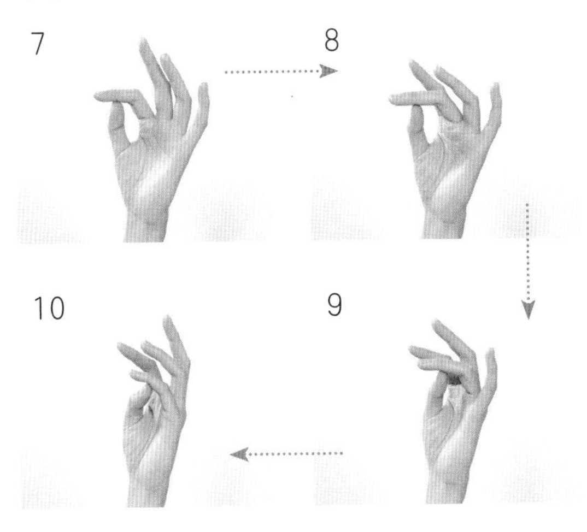

3.左手大拇指分别与其他四指的第二个指关节（指横纹）轻轻地触碰（图11、图12、图13、图14）。

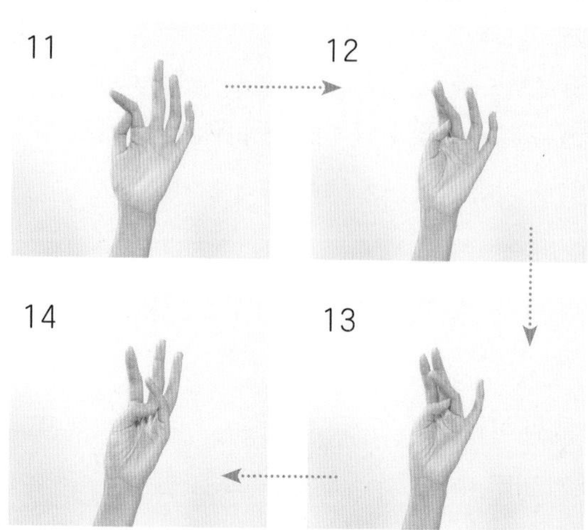

【小叮咛】每次做2~3分钟。反应不过来时，速度可以稍微慢一些。

转身扭腰，活动筋骨也控糖

这套锻炼腰部的动作非常实用，有利于美化身体曲线、缓解腰背疼痛、消除疲劳、振奋精神、活动筋骨，对帮助控制血糖及体重均有益。

1.转身拿东西时：端坐，坐在椅子的1/3处，腰背挺直，腹部收紧，双脚并拢，右手向胸前伸展，左手拿着资料并往后伸直，与肩同高，两手臂保持在一条水平线上，然后前后左右换手臂活动。（图15）

15

2.旁边同事叫你时：端坐，坐在椅子的1/3处，腰背挺直，腹部收紧，双脚交叉，不要耸肩；右手轻轻搭在左脚膝盖上，左手轻轻地扶在腰背后，上半身、头慢慢地转向同事那一侧。（图16）

16

【小叮咛】◎如果觉得步骤2里的动作有点别扭，你也可以将两手轻轻地放在两大腿上，上半身、头部还得转向同事那一侧。

◎做动作时幅度小一些，建议配合腹式呼吸，降糖效果会更明显。

待在家里的你，简单家务控血糖

消耗热量，同样可以降低血糖。但并不是所有人都能抽出时间做运动来消耗热量的，怎么办呢？利用家务时间，改变一些小动作，也能发挥运动功效，同样可以消耗热量，控制体重，较好地控制血糖。

拖地时，双脚左右跨

拖地，再平常不过的家务活儿，即便朝九晚五上下班，大家偶尔也会在家扫地、拖地。来回拖地，脚上的功夫可了不得，左右跨来跨去，像瑜伽动作。经常做一做，有利于锻炼大腿肌肉，充分活动腰部、背部以及上肢。适当的热量消耗，有利于控制血糖。

1.自然站立，双脚与肩同宽，将拖把置于身体中央，当右脚往旁边跨时，拖把随着移动。待双脚与肩同宽时，左脚再往另一边移动。

2.拖地时，也可以双手握住拖把，身体向前屈至90度，双手伸直，腰部用力收紧，左右摆动拖把。

【小叮咛】◎拖把移动与双脚左右跨的节奏保持一致，先慢后快。

◎背部不要拱起，尽量绷直。

擦家具时，左右扭腰

给家具擦灰尘时，一只手、一块抹布，手要抬高，脚要移动，腰要扭动，脊柱得伸展，和运动大相径庭。背部、手臂都得到了充分的伸展，缓解了糖尿病引起的背痛、肩关节疼痛等不适；腰部扭动，强壮了腰肌，改善了糖尿病引起的腰部酸痛等不适。

1.站立，两脚分开，略比肩宽，两手各拿一块抹布，向上伸直，头正直、微低。

2.双手从正中滑向右侧，腰也稍稍向右扭动，同时头转向右侧，双脚保持不动。

3.双手从右侧滑向左侧，头与腰也跟着扭向左侧，双脚保持不动。

【小叮咛】双手在移动的过程中可以始终保持伸直状态，也可以略微弯曲手肘。

洗碗或炒菜时，伸展脚后侧

在家炒菜，哪怕只是洗洗碗筷，都可以搭配着伸伸腿、踢踢脚，不仅可以增强身体的平衡力，还可以瘦腿、美腿，并在一定程度上促进身体新陈代谢，刺激消耗，降低血糖。

1.刷碗时，右腿站直，左腿抬起并伸直，放在墙上或稍高一些的洗手台上，保持2分钟左右。

2.刷碗时，你也可以一只脚站立，另一只脚稍稍抬起，屈膝。

3.放下抬起的脚，然后双腿同时屈膝，做类似“蹲马步”状，同时刷碗。

【小叮咛】

◎若是腿抬不了那么高或者抬起来有些吃力，另一条腿可以稍微弯曲。

◎蹲马步的幅度可量力而行。

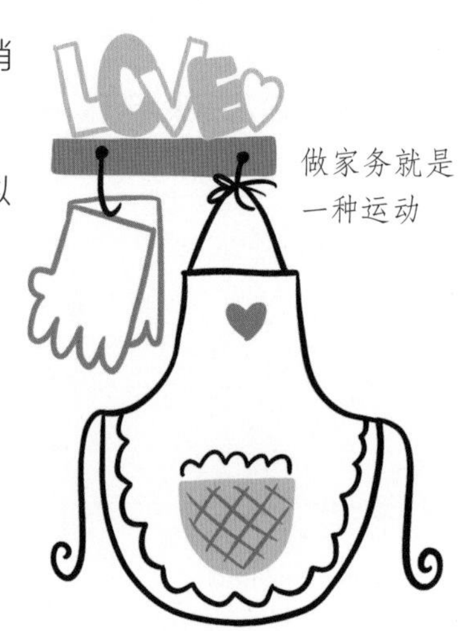

做家务就是一种运动

“放松”双眼，保护糖尿病人的双眼

作为人体最脆弱的器官，眼睛很容易被糖尿病连累，所以工作之余还是要呵护我们的双眼，避免疲劳用眼。一般来说，工作超过40分钟，就应该适当休息，可以眺望远方一会儿，也可以闭眼休息。另外，每天工作间隙，抽点时间做个眼部保健操，有利于缓解眼部疲劳。

学生时代的眼保健操

你还记得上学时候做的眼保健操吗？经常做眼保健操，有利于充分伸展晶状体，使眼部疲劳得以缓解，甚至可以活跃眼睛的生理调节功能，积极地改善视力，预防或缓解眼部不适。

1.按揉攒竹穴：双手大拇指螺旋面分别按在两侧的攒竹穴（如下图）上，其余手指自然放松，指尖抵在前额上。

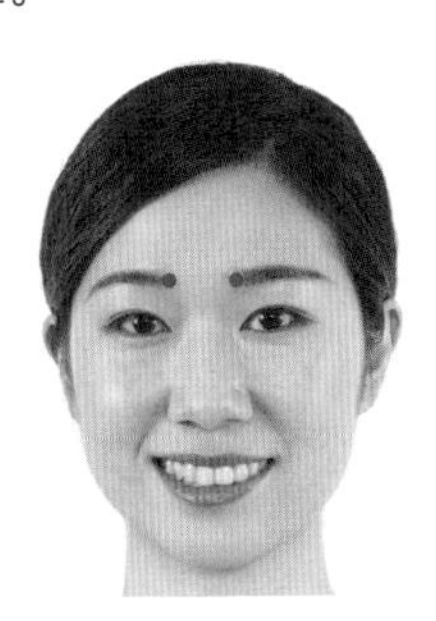

2.按压睛明穴：用双手食指螺旋面分别按在两侧的睛明穴（如下图）上，其余四指自然放松，握起，呈空心拳状。

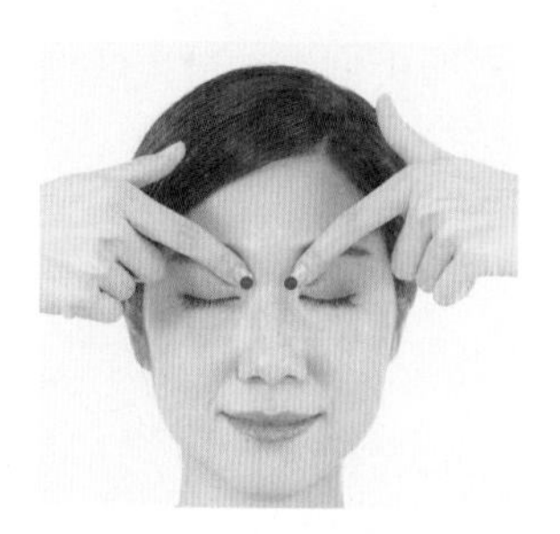

3.按揉四白穴：用双手食指螺旋面分别按在两侧的四白穴（如下图），大拇指抵在下颌凹陷处，其余手指自然放松、握起，呈空心拳状。

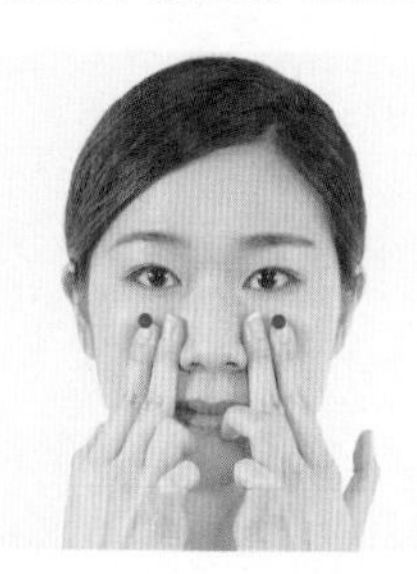

4.按揉太阳穴、刮上眼眶：双手大拇指的螺旋面分别按在两侧的太阳穴上（如下图），其余手指自然放松、弯曲。然后，大拇指不动，用双手食指的第二个关节内侧，稍用力地从眉头刮至眉梢。

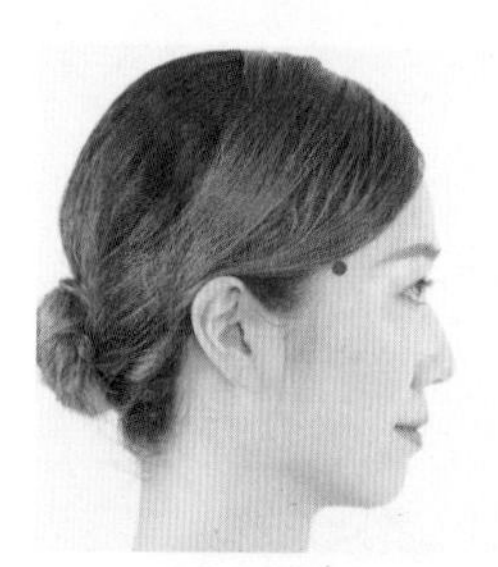

5.按揉风池穴：双手食指和中指的螺旋面分别按在两侧的风池穴（如下图），其余三指自然放松。

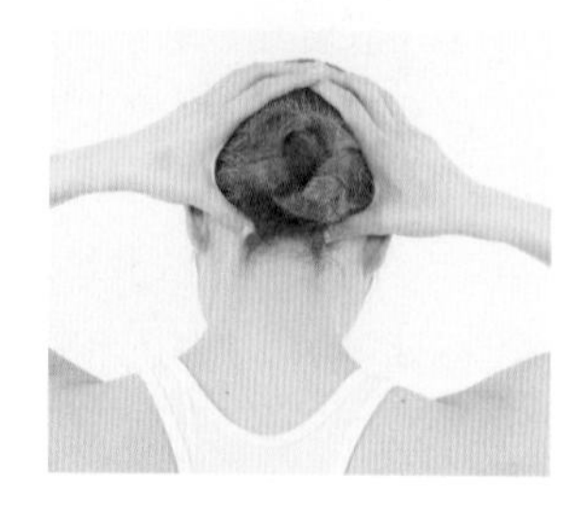

6.揉捏耳垂、脚趾抓地：双手大拇指和食指的螺旋面捏住耳垂正中的眼穴，其余三指自然并拢弯曲（如下图），同时双脚脚趾做抓地运动。

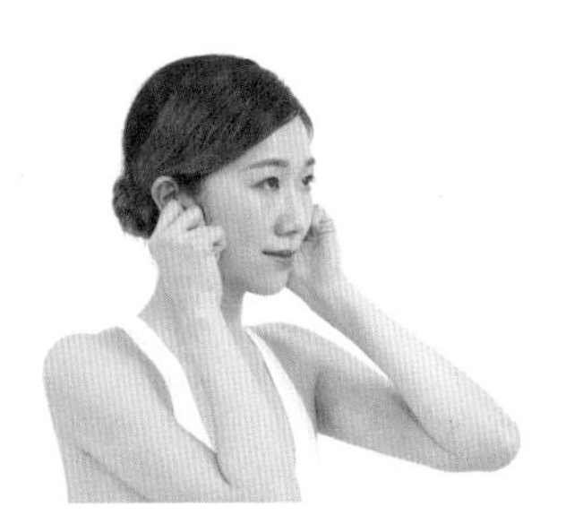

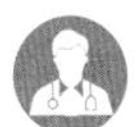

降糖精修班

这套眼保健操需要集中注意力、对准穴位。手法不能过分用力，手法要轻缓一些。

不用闭眼做的眼保健操

小时候做眼保健操时，总是从指缝里偷看，但睁着眼睛做眼保健操，效果就会不理想。下面我给大家分享一套不用闭着眼做的保健操，据说连飞行员都会做。一起把眼睛转动起来吧！

1.转换焦点：两眼交替看远方物体和近处手指，使两眼转换焦点，眼睛的内外肌肉联合运动。

2.视线上下左右移动：双手交握抱颈，让视线上下左右移动，促进脑部和眼部的血液循环，补足眼球必备养分。

3.用眼睛“画”正方形和圆形：用目光顺时针画正方形，逆时针画圆，锻炼眼外肌的同时还可以提升大脑协调能力。

4.双手搓热，敷在双眼：快速搓热双手，在掌心的温热温度下，让双眼进行转动和拉伸，使眼部代谢加快，不但可以缓解眼疲劳，还能促进眼部周围的血液循环。

【小叮咛】近期眼睛有外伤或疾病的人，比如玻璃体出血等，不适合做这样的“眼球运动”。

早餐过后的 2 小时，第二次血糖监测

监测血糖对糖尿病来说至关重要，除了早晨空腹，早餐后两小时也是常见的血糖监测时间。这时候做一天之中的第二次血糖监测，不仅可以及时地把控血糖，还能判断早餐时的食物种类及进食量是否有利于控糖，甚至可以合理地调整降糖药或胰岛素的用量。

餐后 2 小时从何时算起

门诊时有不少人并不清楚餐后2小时到底怎么算？从吃一口饭算起，还是吃完饭后才开始算？

一般来说，应该从人们吃第一口饭开始计算，这样的血糖值比较准确。比如，12点15分吃第一口饭，到了14点15分，就是餐后2小时。

为什么呢？如果有些人吃饭的速度比较慢，一餐会花40~60分钟，血糖在吃的过程中足以完成了升降的过程，直接影响到最终的结果。然而，从第一口饭开始计算的话，有利于降低误差，获得更准确的测量结果。

此时做血糖监测的重要性

1.吃完饭之后两小时正好能够反映身体胰岛 β 细胞的储备功能，此时可以监测其功能是否正常。如它的功能正常，周围组织对胰岛素也呈现刺激性的作用，不会有干扰性。在吃饭后2个小时里，身体里面的食物也已经基本消化完成了，此时血糖值应该是处于接近空腹的状态，观察更有意义。

2.用餐之后测量血糖，能够反映身体在进食之后血糖的数量变化，要是血糖太高也能够帮助医生判断该患者是否适合使用降糖药等，对医生很有指导意义，这是空腹测量血糖带不来的效果。

3.在吃完饭后测量血糖不会影响到正常用餐，该吃饭还是可以吃饭，不需要特别预备空腹;如果本身有其他的疾病而需要打针、吃药等，它也不会受到影响，因此餐后测量血糖是非常好的时机。

餐后血糖数值分析

餐后2小时测量血糖之后，如果血糖值在正常范围内，肯定无须担心。但如果血糖值不在正常范围内，而且餐后2小时的血糖比餐前升高了不少，建议要及时联系主治医生，合理地调整早餐的食物配比和食用量。另外，为了得到更加准确的结果，建议还是选择其他时间段来监测，而且最好多监测两天。

温馨提示：餐后2小时血糖数值参见前文9页。

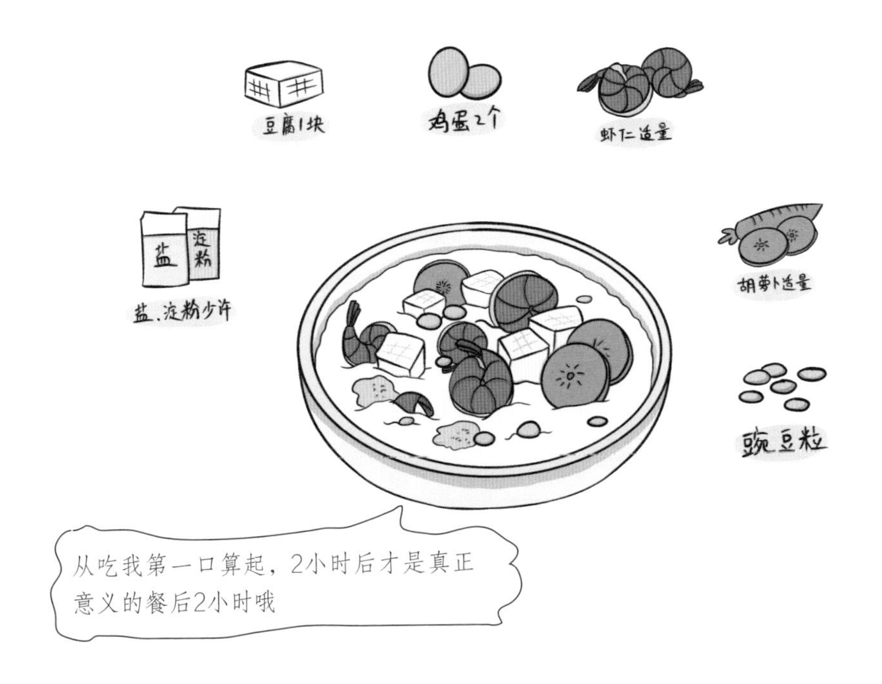

你需要加餐吗

为了控制血糖，尤其是餐后血糖变化较大者，餐后2小时后是否可以加餐得看具体情况。

反复发生低血糖时

如果经常在同一时间段发生低血糖，我们要找准病因，再考虑是否加餐。

降糖药物作用的高峰时间与进食时间不协调、降糖药物过量服用等情况，只需调整用药时间和用药剂量，无须加餐。这一时间段的体力活动或者工作强度太大，最好调整饮食控制方案或加餐，达到稳住血糖的效果。

血糖极不稳定时

有些糖尿病患者近期餐后血糖总是急剧升高，但在下次进餐前又可能发生低血糖，这种情况总是交错出现。这时，主要还是要改善主食的血糖指数，即选用低血糖指数的主食。如果仍无法改变这一情况，不妨从正餐中预留20～25克碳水化合物的量，然后在低血糖发生前15～30分钟进行加餐。

肠胃不太好时

那些本身食量较少或胃肠功能较差的糖尿病患者，特别需要少食多餐进食，否则无法满足营养需求，此种形式的加餐食物量可与正餐不相上下。

加餐时间到，你可以吃点什么

糖尿病患者需要控制饮食，一次进餐不宜过多、过饱，否则很容易使餐后血糖快速升高，引起血糖大幅度波动，不利于血糖控制。所以，糖尿病患者最好少吃多餐，除了一日三餐，三餐之外的加餐也很重要。

加餐时间和食物选择

什么时间加餐

9~10时

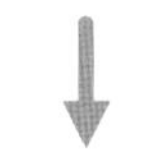

15~16时

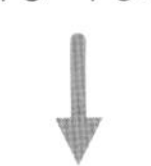

20~21时

什么食物适合加餐

1.维生素类：可以选西红柿、黄瓜、苹果、梨、香蕉、西瓜、葡萄、橙子、草莓等（怎么吃见下页）。

2.碳水化合物类：可以选粗粮面包、杂豆类制品等，适合于所有糖尿病患者，尤其是中老年糖友。

3.蛋白质类：可以选择1个鸡蛋或一袋牛奶或半碗豆腐花。

4.脂肪类：主要是核桃仁、杏仁、花生米等，但额外摄入的同时一定要减少烹调用油的量。

糖尿病患者可从三餐匀出少许主食作为加餐用，但是加餐后，一日三餐的主食量要相应减少，以免全天总热量超标。

吃副食时注意减少主食

糖尿病患者在吃以下两种副食时，尤其需要减少主食的量。

1.含糖量过高的副食，如绿豆、红豆、薏米、白薯等含糖量均在20%以上，土豆、山药、芋头、蚕豆、豌豆、菱角等含糖量也在15%以上，这些食品不宜吃得太多，否则会直接影响血糖，使餐后血糖升高。

2.脂肪含量过高的食品，如芝麻酱、蛋黄以及花生米、瓜子、榛子、松仁等，摄入过多对控制血糖不利。

糖尿病患者特别是超重或肥胖的糖尿病患者，在大量进食以上两类副食时应将热量计入全天热量之中，并相应减少主食的量。

水果不能吃得太随意

血糖控制较好的糖尿病患者可以安排加餐一顿水果，以便缓解饥饿感，避免低血糖。

加餐时，可以吃四分之一个苹果、半根香蕉、薄薄的一片西瓜，或者5颗草莓、葡萄（若草莓和葡萄的个头较大，那就只能吃1~2颗），这是每天允许摄入的水果总量。如果每天吃新鲜水果的量达到200克，就要从全天的主食中减掉25克。

加餐后是否需要调整药物剂量

很多糖尿病患者都比较关心加餐后是否需要调整药物剂量。一般来说，加餐是在两餐之间或睡前进行的，加餐前后不需要调整药物剂量。但是，加餐后也要随时注意监测血糖，以防血糖波动。

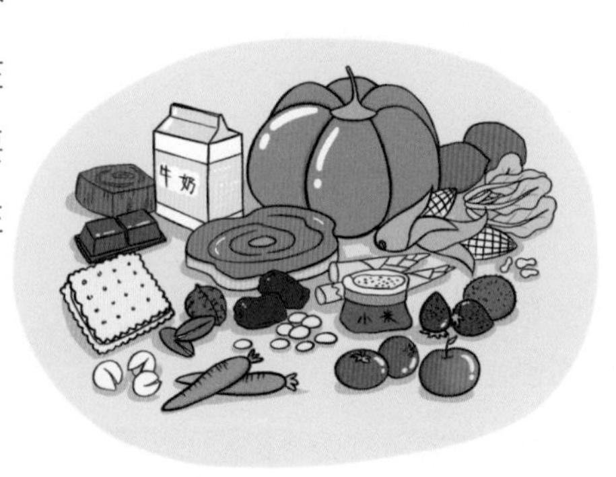

血糖偏高，早上出门需谨慎

糖尿病患者出门是自如的，不应该受到限制，只是需要谨慎些，尤其开车外出或者出远门，最好还是多留一个心眼。

出门前做好准备

糖尿病患者在出行前应该提前准备好以下几点：

★多准备些药物。出门的时候，要带足路上要用的药物，最好在此基础上多带一些药物，以防药物丢失。

★提前准备医疗信息卡。医疗信息卡能够帮助其他人及时地对你进行紧急救治。信息卡上包括姓名，紧急联系人的电话，降糖药物的存放位置以及使用方法等。

★用药时间设定好。可以做一张用药时间表放在自己的小包里，也可以给手机设置好吃药的时间提醒，避免错过吃药时间。

★出门前准备一些饼干、糖块、面包之类的食物，并放在随身携带的手提包内，以防由于延误吃饭而导致低血糖的发生。

糖尿病患者开车出门时

专家认为，轻微的糖尿病并不会影响开车，一旦血糖太高，情绪也不是很稳定的时候，尽量还是不要自己开车。经常开车的糖尿病患者最好能够在开车前确认血糖值，并在车内备好小零食，随时充饥。开车过程中稍有不适，就得稍事休息。

闲来无事也别抽烟

忙了好一阵，总算可以休息会了，这个时候可千万别想着抽根烟来放松自己。因为吸烟对血糖有很大的影响，与肾、眼睛和血管等糖尿病并发症也有关。

抽烟也会影响血糖吗

1.长期吸烟，容易引起血管收缩、血流不畅，或者血液中的坏胆固醇含量增多，加速动脉硬化等，血糖容易升高，还会降低胰岛素的敏感性。

2.吸烟对血液循环的减缓作用，很容易引发糖尿病患者足部血液循环不良，从而加剧溃疡，导致足部感染以及足部血管疾病。

3.糖尿病患者身体素质相对较差，容易感染疾病且感染后很难控制。比如呼吸道内的屏障功能减弱，引发呼吸道感染。

4.微小血栓如果阻塞眼底血管，会造成糖尿病视网膜病变，严重影响视力。

5.吸烟会增加肾脏血管的抵抗力，增加血液中致血管收缩物质的含量，引发肾脏功能下降。

如果想抽烟，怎么办

烟瘾上来以后，可以嚼一嚼口香糖，缓解焦躁不安，避免冲动。为了避免在戒烟过程中摄入过多的热量，建议糖尿病患者最好多准备些木糖醇口香糖。

专题——冯凯主任重点说：成人晚发自身免疫性糖尿病（LADA）的误诊和漏诊

LADA的特殊性，临床上差异性较大，有些医院还不能做胰岛自身抗体检测，不能对这一病情准确分型诊断，尤其是老年性糖尿病患者，特别容易误诊。

误诊、漏诊的原因剖析

1.发病年龄容易误导

诊断LADA的最小年龄界限是15~45岁不等，多数医学者甚至采用30岁。如果是从30岁开始，就容易漏诊。如果是以18岁为切点，则可以减少漏诊的可能。

2.胰岛β细胞功能差误导

以往人们都将空腹C肽<0.4mmol/L或餐后2小时C肽<0.8mmol/L作为诊断LADA的一个依据。

但是，不是所有的LADA患者的胰岛β细胞功能都会减退，少量还是会维持一定分泌水平，部分可能只会在某一个阶段突然且迅速地衰退。

3.并发症并不罕见，增加误诊可能

急性并发症方面，LADA发生酮症或酮症酸中毒的可能性远远高于2型糖尿病患者，又低于典型的1型糖尿病患者。

慢性并发症方面呢？除肾脏并发症低于2型糖尿病，其他并发症，比如微血管并发症、大血管并发症等，就和2型糖尿病差不多。因为如此，特别容易误诊LADA。

4.缺乏胰岛自身抗体检测而误诊

一些小医院尚无胰岛自身抗体检测，不能对LADA进行准确分型诊断，只能凭借经验将糖尿病分为1型和2型。

如何避免误诊、漏诊

对于糖尿病患者，尤其是初次诊断的患者，如果体形正常或偏瘦，胰岛β细胞功能差，血糖高，则多半就是LADA。但是胰岛β细胞功能正常、体重超重或肥胖者也不能完全排除在外。建议还是要做规范的胰岛自身抗体检测，并且评估胰岛β细胞功能，明确糖尿病的分型。

LADA同样容易合并一些自身免疫疾病，比如自身免疫甲状腺病、乳糜泻等。其中，合并甲状腺自身抗体阳性、亚临床甲状腺功能异常、胃壁细胞抗体阳性等最常见，这有助于对LADA的诊断。

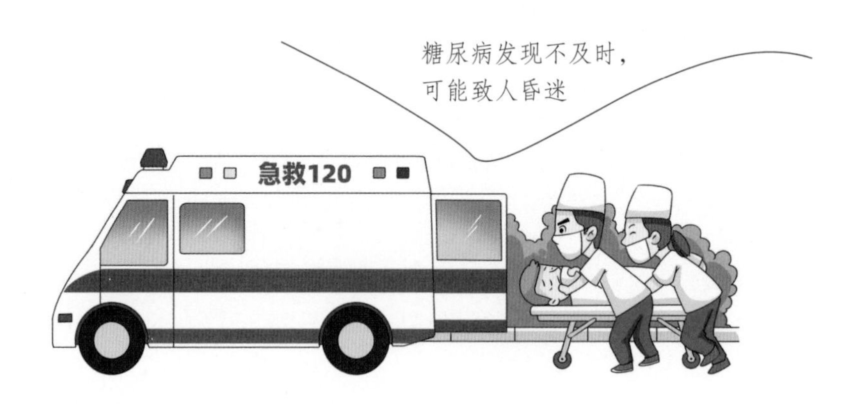

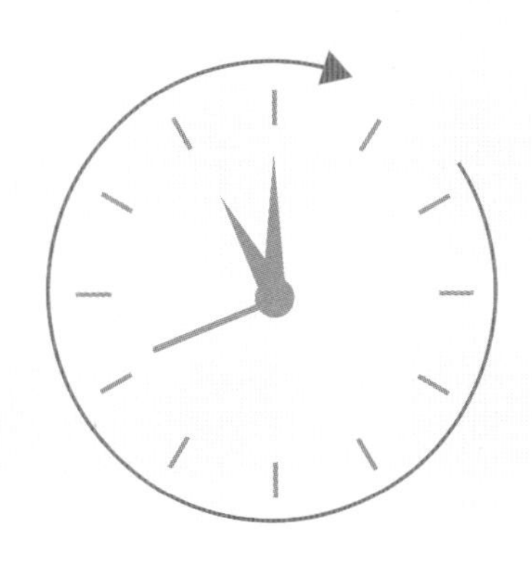

第四章

11~13 时午餐需吃好，控糖营养不能少

糖尿病是一种实实在在的“富贵病”，除了 1 型糖尿病主要以遗传为主，2 型糖尿病基本都是后天因素引起的，其中不合理的饮食结构就是根源所在。可以说，糖尿病多半都是吃出来的。但这并不意味着糖尿病患者就得不吃不喝或者这也不能吃那也不能喝。糖尿病患者更应该搞清楚应该吃什么，如何营养吃好每一餐。

入口的菜最好少油、少盐

膳食清淡是降低血糖的关键。吃盐太多容易使血糖升高，多油的食物容易使热量超标，不利于控糖。我们应该如何做到健康调味，少盐、少油的同时又不缺美味呢?

减少膳食中的盐

糖尿病患者每餐用盐量不宜超过2克，也就是1小勺，而且最好食用低钠盐。 酱油、大酱、泡菜、海鲜、鱼肉腌制品……大多含有大量的盐，平时也得控制用量。比如，在菜品上最好不要浇淋酱油或者调味汁，可以将酱油或调味汁单独倒在小碗内蘸着吃，有利于减少盐的摄入。

强制性地限制盐的摄入，会让很多菜食之无味，怎么办？我们可以试试增加酸味或鲜味来弥补少盐的寡淡。

1.酸味可以增加食物的香味与鲜味，而且如果在含有脂质较多的菜品中加入一点酸味，可使菜品爽口不腻，更容易进食，还没那么容易增加热量。

2.巧用鲜味同样可以做成厚重的口感，比如用海带、香菇等来做菜。

做菜用油也得控制

做菜时一般少不了放油这一步骤，主要是为了给食物增香、增加口感、提升味道，但控制血糖，热量摄入不能超标，其中食用油的使用量需要严格控制，每天不宜超过25克。

一张图教你营养搭配控糖午餐

血糖偏高者最好每天能够按照下面这个金字塔来科学调整自己的饮食结构，保证营养均衡、食物多样、控制总热量，从而积极地控制或稳定血糖。

饮食金字塔

塔尖的食物要少量摄入，血糖偏高者，更要严格控制

油：25~30克；盐：小于6克

油、糖、甜食等尽量少吃，如薯片、蛋糕、饼干、油炸食品、冰激凌、巧克力、糖果等

低脂牛奶、酸奶、奶酪、豆腐等是蛋白质与钙的来源

奶及奶制品300克

大豆及坚果25~30克

瘦肉、鸡肉、鸡蛋、鱼类等，都是优质蛋白质的来源

肉类40~75克、水产品40~75克、蛋类40~50克

蔬菜：低脂、高纤维，大多数含有少量天然糖

蔬菜300~500克

有些水果含有较多的天然糖，需高度重视

水果200~350克

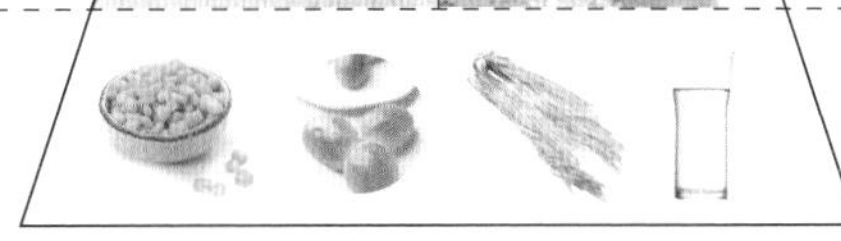

谷物类，是每日饮食的基础，必不可少。谷物类应该多选择一些加工较少的小麦、燕麦、大麦、糙米、荞麦、玉米等，适当减少精米白面的摄入

薯类包括土豆、芋头、红薯等，富含碳水化合物

谷薯类250~400克，水1500~1700毫升

备注：以上标注数量均为日摄取量。

“斤斤计较”控制午餐热量

糖尿病患者并不是某种食物绝对不能吃，更不能采用饥饿疗法，而应该合理地吃、适度地吃、科学地吃。糖尿病患者需要做到一点：在保证营养充足的基础上合理地控制一整天总热量的摄入。

今天的总热量摄入算了吗

众所周知，控制每天摄入的总热量对于糖尿病患者来说是至关重要的环节。每天摄入多少热量，才能控制好血糖，并能确保身体各项活动正常呢？这需要根据每个人的身高、体重以及活动水平来决定。

计算公式

每日所需总热量=标准体重（千克）×每日单位体重所需热量（千卡/千克）

具体内容可参考下页表格

体重计算公式

1.体重指数（BMI）=体重（千克）÷身高的平方（米^2）

2.标准体重：女性标准体重（千克）=身高（厘米）－107

男性标准体重（千克）=身高（厘米）－105

【操作方法】

1.先根据标准体重，确定自己属于哪种体形（消瘦、标准、超重、肥胖）。

2.再查询下表，找到相应的“每日单位体重所需热量”。

3.然后代入这个公式进行计算，得出“每日所需总热量”的数值。

【特别提示】千卡也叫大卡，1千卡≈4.18千焦。

每日单位体重所需热量一览表

单位：千卡/千克

体形	劳动强度			
	极轻劳动或卧床	轻度劳动	中度劳动	重度劳动
消瘦	20~25	35	40	40~45
标准	15~20	30	30	40
超重	20	25	30~35	35
肥胖	15	20~25	30	35

注意：◎轻度劳动主要是站着或少量走动为主的工作，比如教师、售货员等。还包括以坐着为主的工作，比如办公室一族。

◎中度劳动主要是学生的日常活动等。

◎重度劳动则包括体育运动，或者非机械化的装卸、伐木、采矿、砸石等劳动。

王先生，58岁，身高170厘米，体重为85千克，从事教师工作，糖尿病患病4年，一直采用单纯的饮食治疗方式稳定血糖，没有出现明显的并发症。现在我们根据上述内容，详细地计算一下案例中王先生一天所需的热量吧。

【我们这样计算】

1.计算标准体重：170－105=65千克

2.判断体形：$85 \div 1.70^2=29.4$，结果显示：肥胖。

3.判断活动强度：教师工作，属于轻度劳动。

4.查出每日每公斤标准体重需要的热量：20~25千卡。

5.计算一天所需总热量：65×（20~25）=1300~1625千卡

你会计算了吗？不妨算算自己的吧！

午餐可以吃多少

可以按照正常的饮食习惯，将早、中、晚三餐按照1/5、2/5、2/5的比例合理分配热量，也可以平均分配这一天所需的热量。

如果需要加餐，应该从上一餐的热量总数中减去加餐所产生的热量。这样可以更好地规避因为进食量过多而加重胰岛分泌的负担，避免餐后血糖急速上升，还能防止进食量过少而产生低血糖不适。

我们已经知道案例中王先生每日所需的总热量为1300~1625千卡，下面我们来分配一下他的一日三餐热量值。

1.按照第一种1：2：2的比例分配：

早餐的热量=1300~1625千卡×1/5=260~325千卡

午餐的热量=1300~1625千卡×2/5=520~650千卡

晚餐的热量=1300~1625千卡×2/5=520~650千卡

2.按照第二种1：1：1平均分配：

早餐、中餐、晚餐的热量均为：1300~1625千卡×1/3=433~542千卡

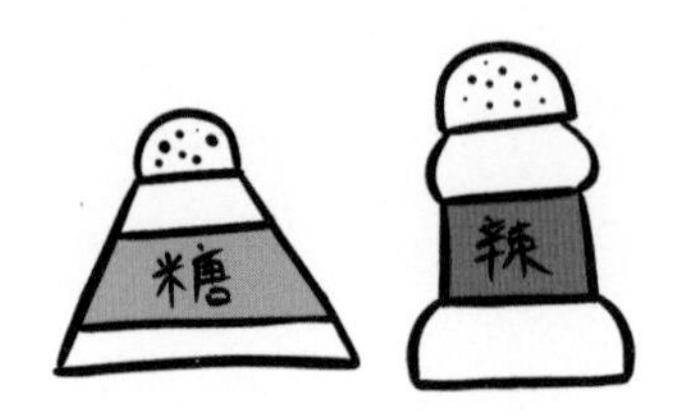

因人而异的食物重量

估算出个人热量需求后，我们就需要确定每日的进食量了。

根据热量确定进食量

【主食量】

主食就是富含碳水化合物的食物，比如大米、面粉、玉米等，是一天食物热量的主要来源，主食吃了多少会直接影响我们的血糖值。根据个人一日所需的热量值，再依照下面的表格，就可以确定这一天主食的进食量。

每日所需热量	每日建议主食量
1200 千卡	约为 150 克
1300 千卡	约为 175 克
1400 千卡	约为 200 克
1500 千卡	约为 225 克
1600 千卡	约为 250 克
1700 千卡	约为 275 克
1800 千卡	约为 300 克
1900 千卡	约为 325 克
2000 千卡	约为 350 克
2100 千卡	约为 375 克

注意：◎这里的主食量是每日三餐的全部主食量，包括加餐。◎主食量是干生食材的重量，不是加工煮熟以后的重量。

【副食量】

一般来说，糖尿病患者每日的副食品种类及用量应该按照下面的表格补充。

副食品	建议用量
蔬菜	500 克
肉类	100~150 克
蛋类	1 个鸡蛋或 2 个鸡蛋清
豆类及其制品	50~100 克
奶类及奶制品	250 克
水果	病情允许的情况下，约 200 克
油脂	不超过 25 克

注意：副食品的量大致保持不变即可，品种可以自由变换！

食物秤很有用

家用食物秤既可以称食材的重量，也可以称烹调好的食物重量，它可是糖尿病患者管理饮食的重要工具。

但是很多人还是会觉得食物秤太麻烦，难道每次做饭菜前每一样食材都要一一称重吗？其实不需要，蔬菜和蛋类可以估算，牛奶的重量直接看标签，而食用油和盐的重量可以倒入带有刻度的油壶里，直接确定一周的使用量，实现总量控制就好。比如，食用油每天25克，称好一周的量，大约是180克，不必天天称重。

其他食物，比如主食、肉类、鱼虾、大豆制品、水果的重量都需要准确称重哦，这时还是不要嫌麻烦，多用食物称吧。

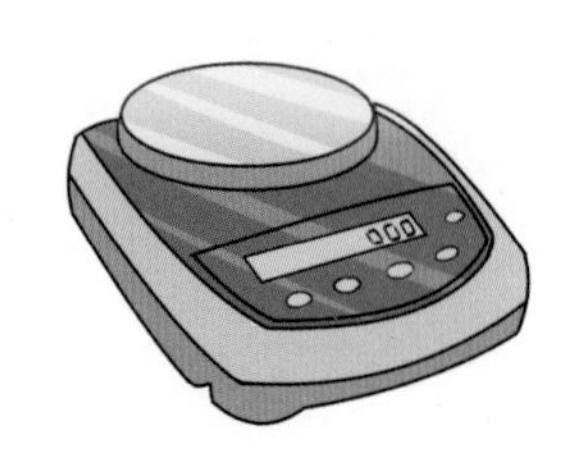

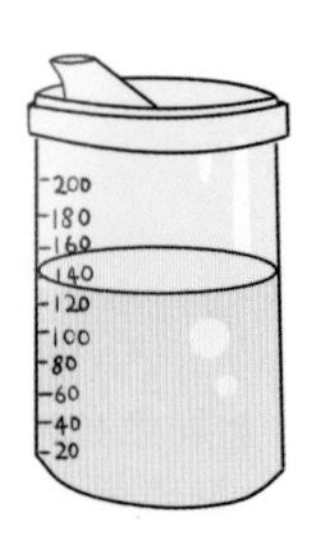

用“食物交换份”来计算控糖午餐

食物交换份是将食物按照来源、性质分成几大类，一交换份的同类食物在一定重量内，所含的热量、糖分、蛋白质与脂肪差不多，而一交换份的不同类食物之间所提供的热量是相等的。人们利用这种食物间的交换方法，在不超出一天总热量的前提下，可以正常选择食物，真正做到膳食多样化、营养全面又均衡。

如何实现交换

1.同类食物可以相互交换。

2.不同类食物之间，当营养素结构相似时，也可以相互交换。

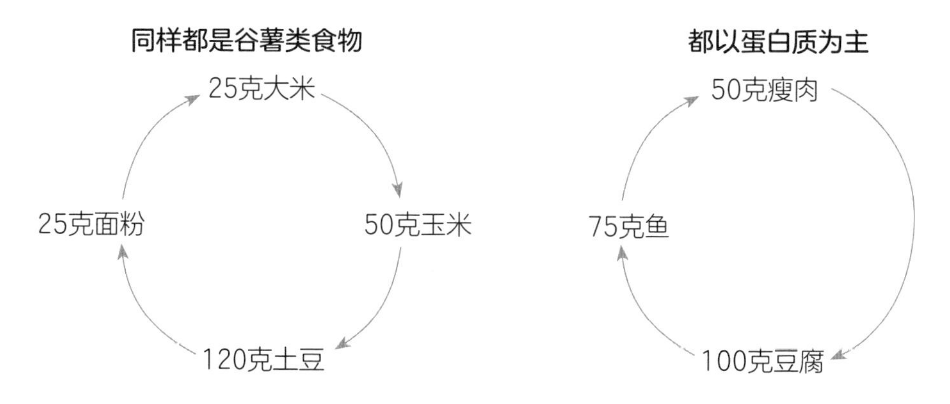

含糖、蛋白质相似

25克面粉 → 200克苹果

注意：当营养素结构不同时，不能相互交换！

计算食物交换份的份数

计算公式：

1个交换份=90千卡

食物交换份的份数=每日所需的总热量（千卡）÷90千卡

你每天需要的食物份数约为多少呢？__________

分配食物份数

计算出了食物交换份的份数，就可以根据自己的饮食习惯与口味选择并交换食物了。我们需要一张“常见食物交换表”来查找。

等值谷薯类交换表

每交换份谷薯类供应蛋白质2克，碳水化合物20克，热能90千卡

食品	重量/克	食品	重量/克
大米、小米、糯米、薏米	25	绿豆、红豆、芸豆、干豌豆	35
高粱米、玉米糁、荞麦	25	干粉条、干莲子	25
面粉、米粉、玉米面、藕粉	25	油条、油饼、苏打饼干	25
混合面	25	烧饼、烙饼、馒头	35
燕麦片、莜麦面	25	咸面包、窝头	35
荞麦面、苦荞面	25	生面条、魔芋生面条	35
各种挂面	25	土豆、山药、芋头	100
龙须面	25	湿粉皮	150
通心粉	25	鲜玉米棒（中等大小，带棒心）	200

等值蔬菜类交换表

每交换份蔬菜供应蛋白质5克，碳水化合物17克，热能90千卡

食品	重量/克	食品	重量/克
白菜、圆白菜、菠菜	500	白萝卜、青椒、茭白、冬笋	400
韭菜、茴香、圆蒿	500	南瓜、菜花	350
芹菜、苤蓝、莴笋、油菜薹	500	鲜豇豆、扁豆、洋葱、蒜苗	250
西葫芦、西红柿、冬瓜、苦瓜	500	胡萝卜	200

续表

食品	重量 / 克	食品	重量 / 克
黄瓜、茄子、丝瓜	500	荸荠、藕、凉薯	150
芥蓝、瓢儿菜、油菜	500	慈姑	100
蕹菜、苋菜、龙须菜	500	鲜豌豆、百合	70
绿豆芽、鲜蘑、水浸海带	500		

等值水果类交换表

每交换份水果供应蛋白质1克，碳水化合物21克，热能90千卡

食品	重量 / 克	食品	重量 / 克
香蕉、鲜荔枝（带皮）	150	猕猴桃（带皮）	200
梨、桃、苹果（带皮）	200	葡萄、樱桃	200
橘子、橙子、柚子（带皮）	200	草莓、西瓜、芒果、菠萝、哈密瓜	300

等值肉蛋类交换表

每交换份肉蛋类供应蛋白质9克，脂肪6克，热能90千卡

食品	重量 / 克	食品	重量 / 克
熟火腿、香肠	20	鸡蛋粉	15
肥猪瘦肉	25	带壳鸡蛋、鸭蛋、松花蛋	60
熟叉烧肉（无糖）、午餐肉	35	鹌鹑蛋（5~6 个）	60
熟酱牛肉、熟酱鸭、肉肠	35	鸡蛋清	150
瘦畜肉	50	草鱼、鲤鱼、甲鱼	80
带骨排骨	70	鳝鱼、黑鲢、鲫鱼	80
鸭肉	50	对虾、青虾、鲜贝、蛤蜊肉	100
鹅肉、鸡肉	50	带鱼、比目鱼、大黄鱼	80
兔肉	100	蟹肉、水浸鱿鱼	100

等值大豆类交换表

每交换份大豆类供应蛋白质9克，碳水化合物4克，热能90千卡

食品	重量 / 克	食品	重量 / 克
腐竹	20	北豆腐（卤水）	100
大豆（黄豆）	25	南豆腐（石膏豆腐）	150
大豆粉	25	豆浆（黄豆重量 1 份加水重量 8 份磨浆）	400
豆腐丝、豆腐干	50	豆腐脑	200

备注：以上数据来源于《中国糖尿病管理规范2020》人民卫生出版社。

血糖指数也得考虑在内

食物的血糖生成指数（GI），简称“血糖指数”，专指含50克碳水化合物的食物与50克葡萄糖在一定时间内（一般为2小时），人体体内血糖反应水平的百分比值。血糖指数是衡量食物引起餐后血糖反应的一项有效指标，可以作为糖尿病患者选择食物的一个依据。不同食物有不同的血糖指数。一般来说，指数越低，对餐后血糖的影响越低；指数越高，对餐后血糖的影响越高。

不同食物有着不同的血糖指数

分类	食物名称	GI	分类	食物名称	GI
谷类及制品	面条（白细，煮）	41	糖类	葡萄糖	100
	馒头（精制小麦粉）	85		绵白糖	84
	大米饭（大米、精米）	90		蔗糖	65
	大米饭（大米、糙米）	78		果糖	23
	小米粥	60		乳糖	46
	玉米面粥	50		麦芽糖	105
	荞麦面条	59		蜂蜜	73
薯类、淀粉及制品	土豆	62		巧克力	49
	红薯	54	种子类	花生米	14
	山药	51		腰果	25
	芋头	48			
豆类及制品	黄豆（浸泡）	18			
	豆腐（炖）	32	乳及乳制品	牛奶	27.6
	绿豆	27		全脂牛奶	27
	扁豆（红、小）	26		脱脂牛奶	32
	扁豆（绿、小）	30		低脂奶粉	11.9

续表

分类	食物名称	GI	分类	食物名称	GI
蔬菜类	胡萝卜	71	乳及乳制品	降糖奶粉	26
	南瓜	75		酸奶（加糖）	48
	菜花	15		酸乳酪	36
	芹菜	15	速食食品	燕麦片（混合）	83
	黄瓜	15		比萨饼（含乳酪）	80
	茄子	15		汉堡包	61
	青椒	15		白面包	88
	西红柿	15		面包（全麦粉）	69
	菠菜	15		燕麦粗粉饼干	55
				小麦饼干	70
				苏打饼干	72
果类	苹果	36	果类	梨	36
	桃	28		李子	24
	樱桃	22		葡萄	43
	猕猴桃	52		橘子	43
	菠萝	66		芒果	55
	香蕉	52		西瓜	72
	柚子	25			

备注：以上数据来源于《中国糖尿病健康管理规范2020》人民卫生出版社。

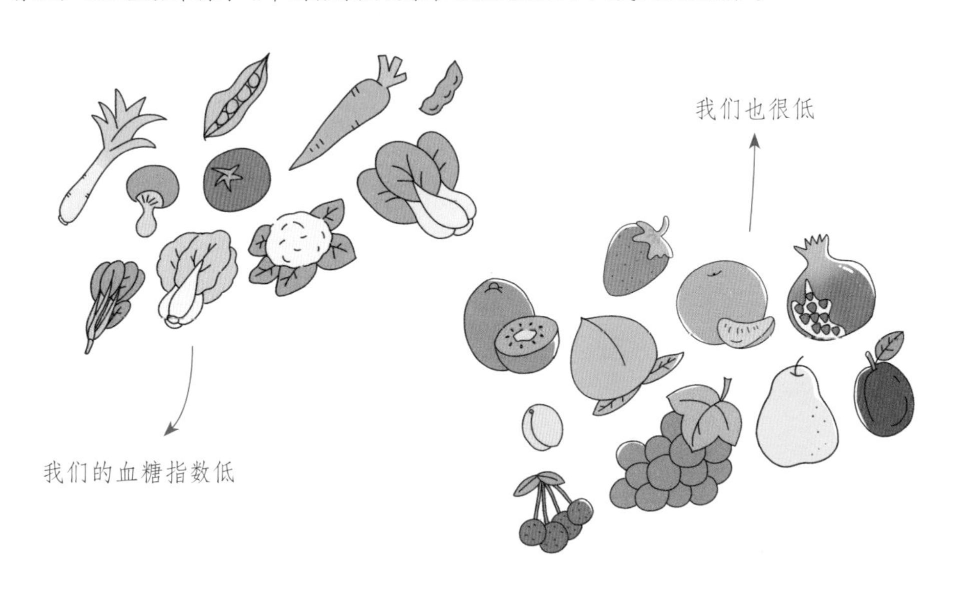

控制血糖不能不吃主食

主食提供人体基本能量所需的糖，每日的主食量不能少于250克，否则血糖仍然会不稳定，甚至有可能加重病情。

糖友们要多吃粗细搭配的复合主食，一方面适当增加粗粮的比例，另一方面适当增加一些加工精度低一些的米面，这样才能保证营养均衡，平衡膳食才能使血糖更稳定。

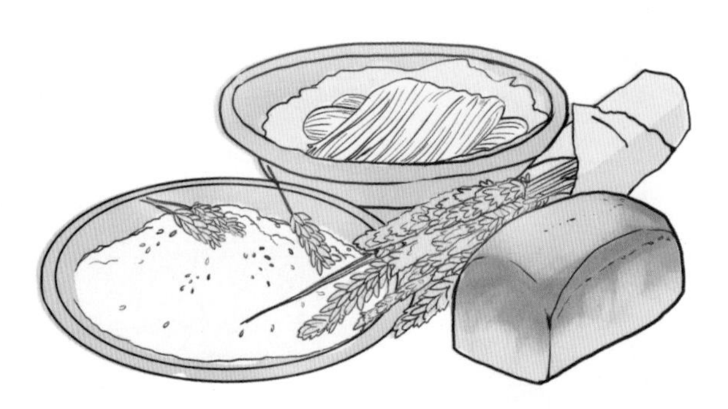

这样吃更控糖

1.严格控制主食的进食量。主食富含碳水化合物，提供大量热量，对体重影响较大，食用后对血糖的影响也很明显，所以计算和估算主食的摄入量至关重要。

2.粗细搭配合理，确保粗多细少。主食的品种也会影响餐后血糖，其中同等重量的粗粮比细粮对餐后血糖的影响明显较小。因此，增加粗粮比例是糖尿病饮食的重要原则。

3.主食的烹调方法也会影响餐后血糖。比如，长时间煮出来的白米粥会使餐后血糖升高明显加快；与不发酵的面食相比，发酵面食会使餐后血糖升高明显加快。油炸（油条）、油煎（烙饼）或加入油脂的主食（方便面），油脂和热量极高，不适合糖尿病患者食用。

巧妙搭配，降低 GI

1.煮白米饭或白米粥时，可以加入少量的糙米、玉米、小米、燕麦等。

2.将白面包改成全谷物面包，将普通面条改成荞麦面。

3.制作面食，比如做馒头、花卷、面皮时，可以在面粉中加入全麦粉、玉米粉、豆粉或荞麦粉，最高比例可达到1：1。

4.主食与其他食物搭配，比如鱼虾、肉类、蛋类以及蔬菜类，可以发挥蛋白质互补作用，降低餐后血糖升高的速度，还能提升每一餐的营养价值。

降糖雷区别误闯

只吃粗粮不吃细粮？

过量食用粗粮，会抑制钙、铁等微量元素的吸收，而糖尿病患者本身血液中的钙和铁等水平比正常人稍低，所以进食粗粮一定要适度。如果一个人一天的主食进食量是250克，粗粮就只能保持在50克左右。

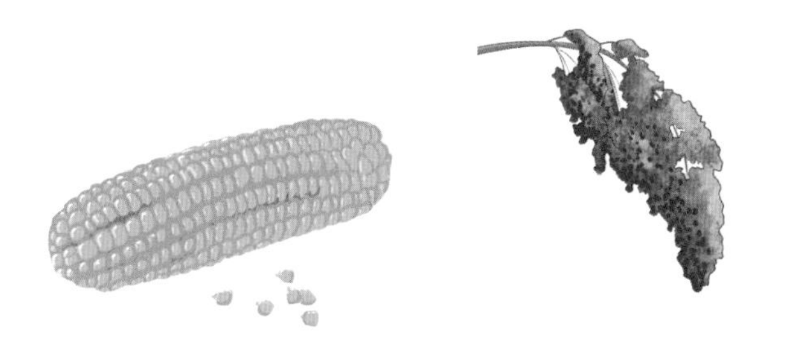

降糖主食大家族

【玉米】

血糖指数：55　（低□　中☑　高□）

热量：106千卡

推荐用量：鲜玉米每餐不宜超过100克，玉米面、玉米糙每餐以50~100克为宜

降糖关键营养素：膳食纤维、镁、谷胱甘肽……

降低GI的食物组合

菜名	食物组合	菜名	食物组合
玉米面馒头	玉米面 + 黄豆面	青椒玉米	青椒 + 玉米
玉米浓汤	玉米 + 洋葱 + 牛奶	松仁玉米	松仁 + 玉米
玉米土豆牛奶	玉米 + 土豆 + 脱脂牛奶	玉米绿豆糊	玉米 + 大米 + 绿豆

【薏米】

血糖指数：25　（低☑　中□　高□）

热量：357千卡

推荐用量：每餐以30~50克为宜

降糖关键营养素：薏苡仁多糖……

降低GI的食物组合

菜名	食物组合	菜名	食物组合
薏米银耳羹	薏米 + 银耳	薏米香菇粥	薏米 + 香菇
薏米柠檬水	薏米 + 柠檬	薏米南瓜饼	薏米 + 南瓜
薏米炖鸡	薏米 + 鸡肉	薏米冬瓜汤	薏米 + 冬瓜

【燕麦】

血糖指数：51　（低☑　中□　高□）

热量：367千卡

推荐用量：每餐不超过40克

降糖关键营养素：β-葡聚糖、水溶性膳食纤维

降低GI的食物组合

菜名	食物组合	菜名	食物组合
燕麦南瓜粥	燕麦 + 南瓜	红豆燕麦汤	燕麦 + 红豆
桂花燕麦片	燕麦 + 桂花	草莓燕麦糊	燕麦片 + 草莓
燕麦花生糊	燕麦片 + 熟花生米	燕麦饭	燕麦 + 大米

【荞麦】

血糖指数：55 （低☐ 中☑ 高☐）

热量：324千卡

推荐用量：每餐50克左右

降糖关键营养素：铬、荞麦糖醇

降低GI的食物组合

菜名	食物组合	菜名	食物组合
油菜荞麦面	荞麦面 + 油菜	荞麦粥	荞麦米 + 小米
荞麦菜卷	荞麦面 + 鸡蛋 + 土豆丝 + 青椒	荞麦黑米馒头	荞麦面 + 黑米面
牛奶荞麦饮	牛奶 + 荞麦米	桂圆荞麦粥	桂圆 + 荞麦米

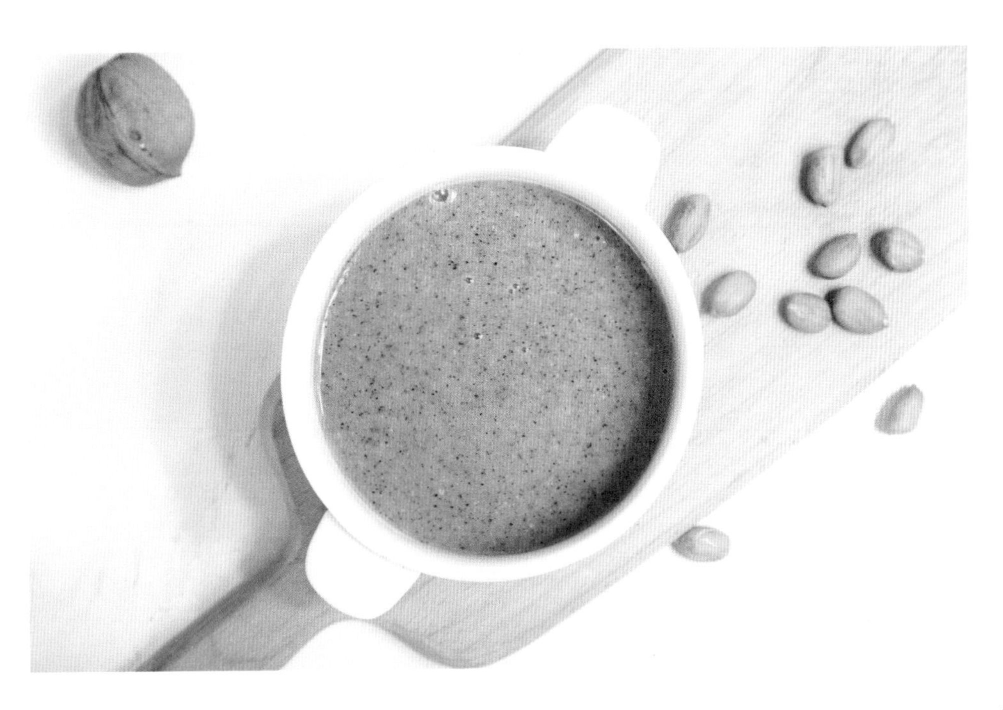

美食随心选

冬瓜薏米红枣汤

材料：连皮冬瓜400克，薏米15克，红枣5颗。

做法：

1.薏米洗净，用水浸泡2~3小时。
2.冬瓜洗净、切块，与泡好的薏米、红枣一同放入砂锅。
3.加入适量清水，大火煮沸，小火熬煮至薏米熟烂即可。

食用：温服，每周1次。

【降糖笔记】

※冬瓜连皮煮汤，降糖、降脂、降压的效果都会更明显。

※薏苡仁多糖，薏米特有的一种降糖成分，可有效地抑制氧自由基对胰岛β细胞膜的损伤及肾上腺素引起的糖异生。

※薏米中的脂肪油也有助于降低血糖。

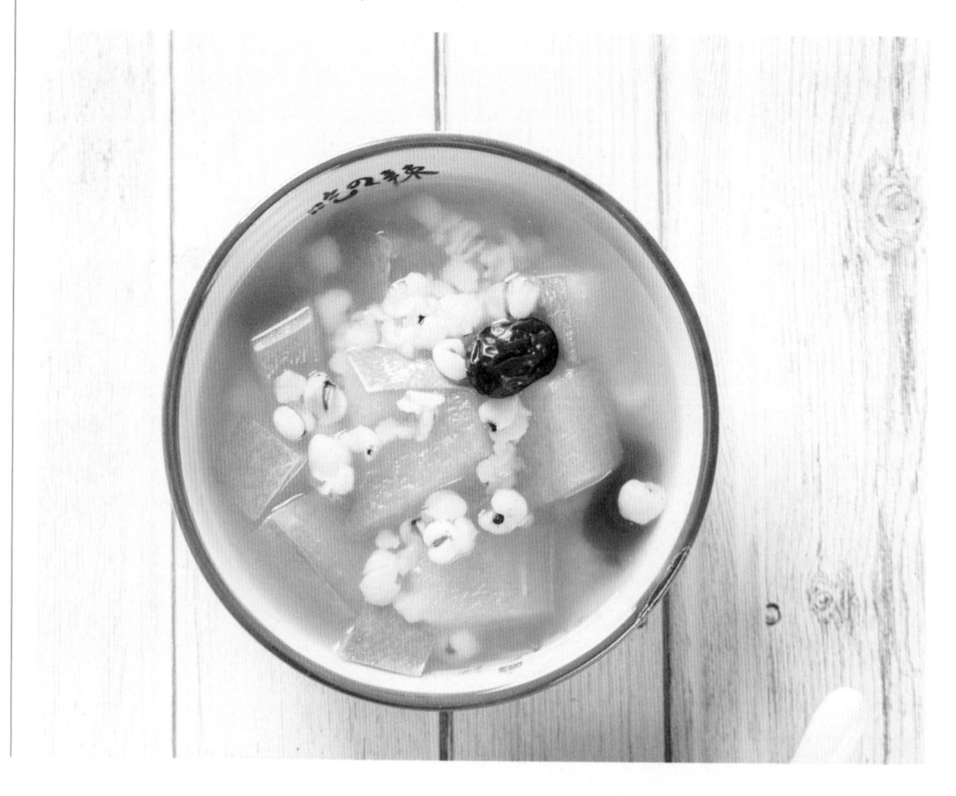

五谷杂粮饭

材料：黑糯米、薏米、荞麦、燕麦、糙米、红豆、绿豆、黑豆、大米各10克，红枣1颗。

调料：盐适量。

做法：将上述食材洗净，热水浸泡2~3个小时，倒入电饭煲内，加适量水，煮熟后焖一下。

食用：每周1次。

【降糖笔记】燕麦中富含的可溶性膳食纤维，可阻止小肠对淀粉的吸收，使餐后血糖上升趋于缓和，胰岛素被合理地利用，从而积极地控制血糖。

【烹调技巧】煮燕麦粥时，可以多放些清水，煮熟的饭稍微软烂一点儿更好吃。

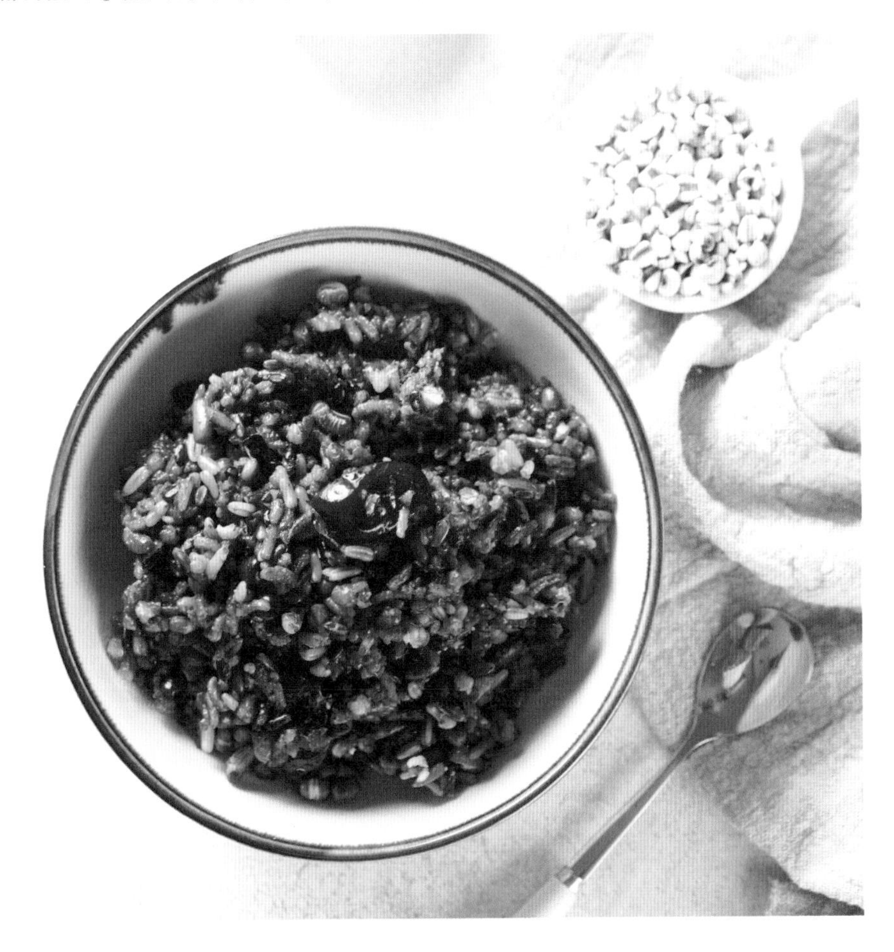

控糖不是非得吃素

动物性食物是优质蛋白、脂类、脂溶性维生素、B族维生素、矿物质的良好来源，即便是糖尿病患者，也不能长期全素食而不吃肉，尤其是高龄老年人，蛋白质供应必须充足，否则容易导致营养不良，身体会更加虚弱。

如何科学吃肉控血糖

★多吃瘦肉，少吃肥肉。在畜禽肉中，热量最低的是鸡胸肉，鸡翅膀有很高的热量，牛肉与猪肉脂肪含量较少的部位在大腿肉及腰内肉。

★多吃白肉，少吃红肉。畜肉通常被称为“红肉”，脂肪含量往往较高，饱和脂肪酸的比例也较高，应该少吃。鱼类、禽类则被称为“白肉”，脂肪含量相对低，不饱和脂肪酸的含量较高，适宜多吃些。

★少吃内脏。动物内脏胆固醇含量普遍偏高，糖尿病患者最好少吃或不吃。

★羊肉比较燥热，糖尿病患者尽量少吃。

禽肉与畜肉的热量差异图示

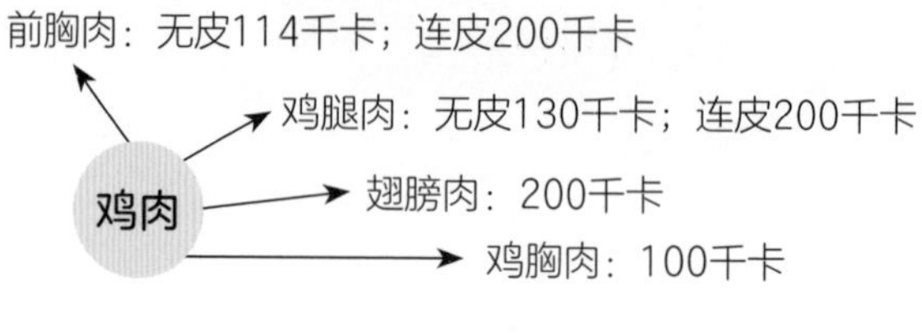

前胸肉：无皮114千卡；连皮200千卡

鸡腿肉：无皮130千卡；连皮200千卡

鸡肉

翅膀肉：200千卡

鸡胸肉：100千卡

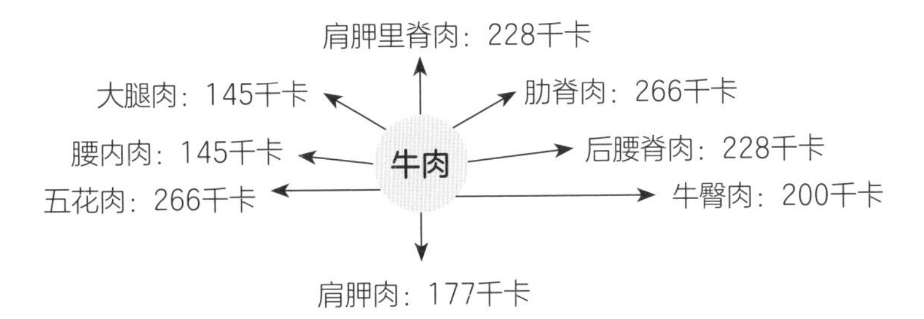

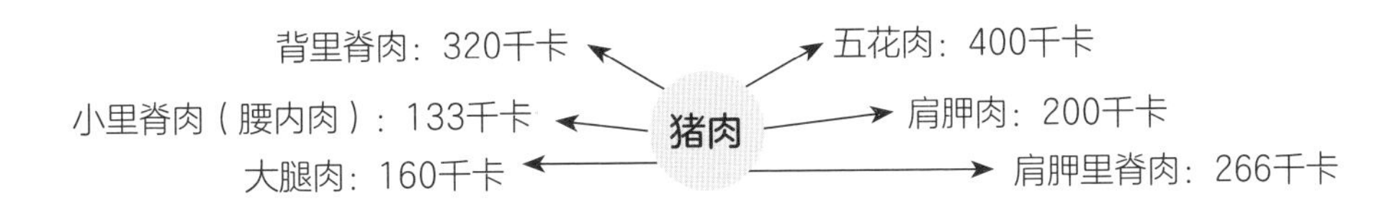

你的疑惑我来答

Q：肉类加工制品可以吃吗？

A：常见的肉类加工制品有火腿肠、午餐肉等，总体来看，营养价值，肯定比不上鲜肉，而且里面加了不少淀粉、脂肪以及多种添加剂，确实不适合糖尿病患者食用，不利于血糖的控制。

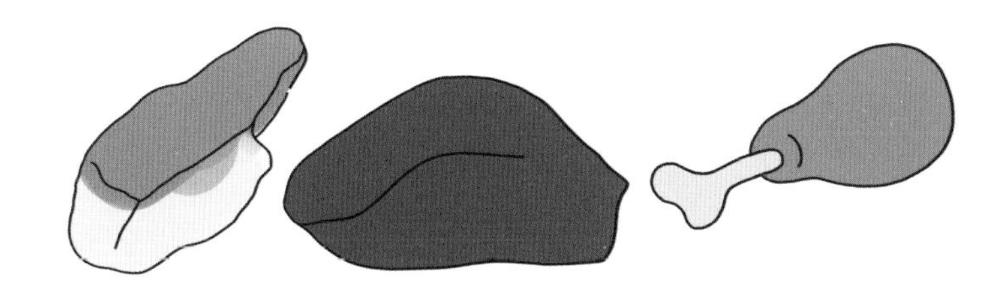

降糖肉食大家族

【鸡肉】

血糖指数：53　（低☑　中□　高□）

热量：102千卡

推荐用量：每餐以50~80克为宜

降糖关键营养素：维生素B_2、维生素E……

降低GI的食物组合

菜名	食物组合	菜名	食物组合
板栗炖鸡	乌鸡 + 板栗	乌鸡葱白粥	乌鸡 + 葱白 + 大米
红枣乌鸡汤	乌鸡 + 红枣	山药炖乌鸡汤	乌鸡 + 山药

【鸽子肉】

血糖指数：46　（低☑　中□　高□）

热量：201千卡

推荐用量：每餐以50~80克为宜

降糖关键营养素：优质蛋白质

降低GI的食物组合

菜名	食物组合	菜名	食物组合
鸽肉萝卜汤	鸽肉 + 白萝卜	清蒸鸽肉	鸽肉 + 枸杞子

【鸭肉】

血糖指数：48　（低☑　中□　高□）

热量：240千卡

推荐用量：每餐以50~80克为宜

降糖关键营养素：B族维生素、锌

降低GI的食物组合

菜名	食物组合	菜名	食物组合
海带鸭肉汤	鸭肉 + 海带	白菜鸭肉汤	鸭肉 + 白菜

美食随心选

鸡肉蔬菜卷饼

材料：薄饼2张，鸡胸肉80克，生菜40克，黄瓜20克 ，西红柿30克。

调料：孜然粉5克，盐3克，植物油适量，玉米淀粉少许。

做法：

1.鸡胸肉放进冰箱里冷冻30分钟左右，按下觉得有些硬但又没有冻住，这时的鸡胸肉很好切。把它切成厚一点儿的片，再切成条。
2.鸡肉条放入小盆里，加少许盐、水和玉米淀粉拌匀，腌制15分钟左右，黄瓜洗净切成丝。
3.生菜洗干净，展开放在案板上，竖切成条；西红柿洗干净，横切成片。
4.锅里放少许油，小火加热至微微冒烟，下孜然粉、盐稍微炒一下，闻到香味时放腌制好的鸡肉条，然后快速翻炒至鸡肉熟透就可以了。
5.薄饼放入微波炉，选中火加热30秒钟。
6.薄饼加热好后，取出来，在干净的案板上摊开，依次放上鸡肉条、西红柿片、生菜条、黄瓜丝，根据个人口味撒上少许孜然粉、盐，然后把饼沿着一个方向卷起来就好。

食用：每日1次。

【降糖笔记】
※鸡肉中含有多种氨基酸，其中鸡胸肉的热量相对低了不少，而且去皮后的鸡肉胆固醇和脂肪含量也会降低一些，很适合缺乏营养的慢性病患者食用，其中就比较适合糖尿病患者食用。
※因为鸡肉中所含的维生素E、维生素B_2、烟酸、磷、铁、钠、钾等营养成分可促进胰岛素的分泌，加强胰岛素的作用，从而降低血糖。

【烹调技巧】判断鸡肉熟不熟，一是看颜色，生的鸡肉呈淡黄色，熟鸡肉偏白色；二是看硬度，生鸡肉有些软，但用筷子扎不进去，熟鸡肉有些硬度，但肉质比较松，用铲子稍微用力一斩就能斩断。

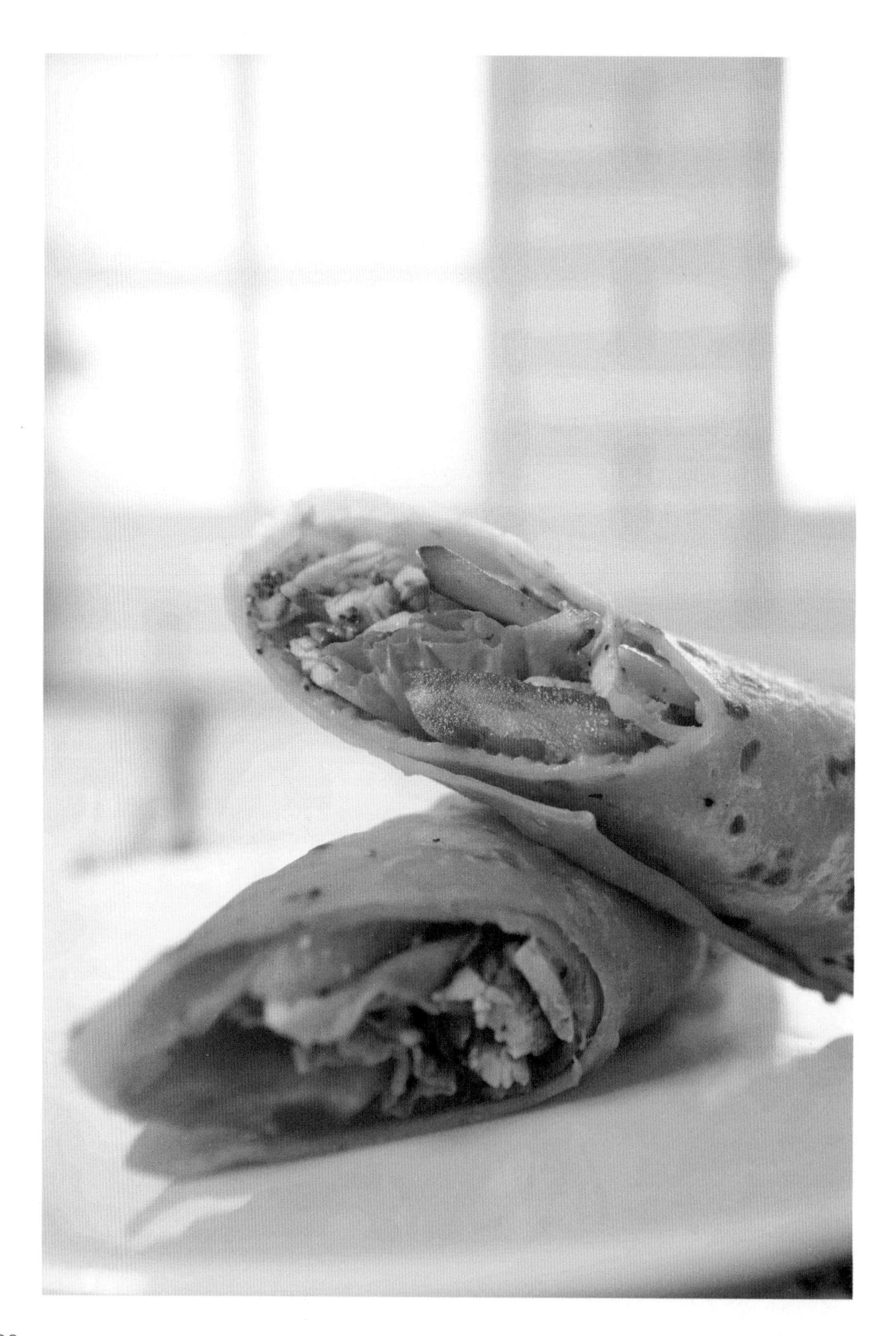

蔬菜不是都能控糖

所谓的控糖，就是要吃得“低糖、低脂、低热量”，于是大家马上想到了蔬菜。但是即便如此，你可能还没有躲开高糖分的食物，因为并不是所有蔬菜的含糖量都低，有些蔬菜的糖分甚至比糖还要高。

蔬菜的降糖原理在这里

1.蔬菜大多富含膳食纤维，可提高胰岛素受体的敏感性，提升胰岛素的利用率；而且膳食纤维能包裹住食物的糖分，使其被缓慢吸收，进而抑制餐后血糖的上升；还能促进肠胃蠕动，帮助胆固醇排泄，改善便秘的同时又能降低血脂，对糖尿病并发症有一定的防治功效。

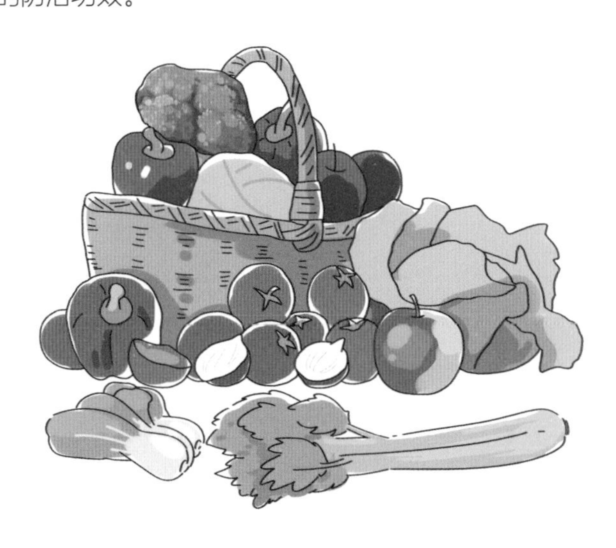

2.蔬菜还富含维生素C，可以帮助人体维持正常的胰岛素功能，并且促进人体对葡萄糖的充分利用，甚至抑制醛糖还原酶的作用，预防或改善糖尿病合并周围神经病变等。

3.部分蔬菜还含有具有降低血糖或稳定血糖作用的微量元素，比如铬、硒、锰、锌等，对预防与改善糖尿病病情均有作用。

哪些蔬菜可以降糖，哪些蔬菜不利于降糖

【利于降糖的蔬菜】

1.绿叶蔬菜，蔬菜的典型代表，营养价值可想而知。常见的绿叶蔬菜有菠菜、油菜、生菜、苦菊、茼蒿、小白菜、苋菜、空心菜等。

2.嫩茎类蔬菜有芹菜、蒜薹等。

3.花类蔬菜有菜花、西蓝花等。

4.茄果类包括西红柿、茄子、青椒等。

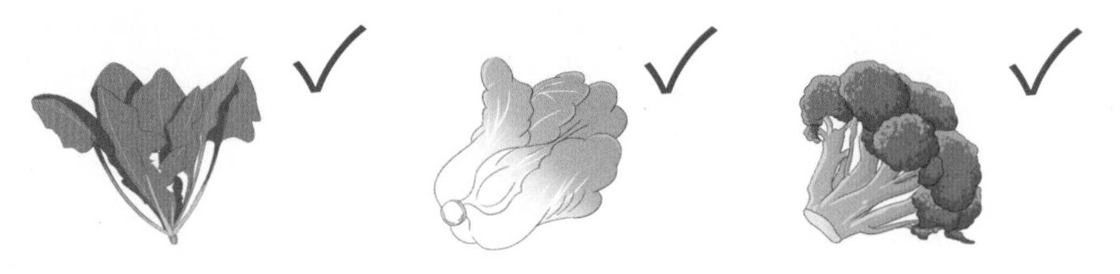

【不利于降糖的蔬菜】

1.根菜类蔬菜有白萝卜、胡萝卜、甜菜头等，含糖量稍高，糖尿病患者不宜吃太多。

2.薯芋类蔬菜包括芋头、山药等，淀粉含量颇高，算得上“主食”范畴，不宜大量食用。吃它们的时候一定要减少主食的摄入量。

每餐都有蔬菜，营养更均衡

一般来说，我们每餐都应该吃蔬菜，而且要变着花样吃这些蔬菜，每天可选择3~6种不同类型的蔬菜，使营养摄入更全面、更均衡。

另外，不同颜色的蔬菜有不同的功效，我们在搭配这些蔬菜时，最好也按照颜色分类，进行五色搭配，吃起来会更健康，看着也会食欲大增，哪怕味道清淡也不至于影响食欲。

降糖蔬菜大家族

【莴笋】

血糖指数：15　（低☑　中□　高□）

热量：14千卡

推荐用量：每餐以100~150克为宜

降糖关键营养素：烟酸、膳食纤维

降低GI的食物组合

菜名	食物组合	菜名	食物组合
鲜蘑炒莴笋	莴笋 + 鲜蘑	肉丝拌莴笋	莴笋 + 猪瘦肉
莴笋炝拌绿豆芽	莴笋 + 绿豆芽	木耳炒莴笋	莴笋 + 木耳
莴笋蒸鲤鱼	莴笋 + 鲤鱼	莴笋炒胡萝卜	莴笋 + 胡萝卜

【芹菜】

血糖指数：15　（低☑　中□　高□）

热量：14千卡

推荐用量：每餐以100~150克为宜

降糖关键营养素：膳食纤维、黄酮类物质

降低GI的食物组合

菜名	食物组合	菜名	食物组合
银耳拌芹菜	芹菜 + 银耳	萝卜炒芹菜	芹菜 + 白萝卜
芹菜二米粥	芹菜 + 大米 + 小米	腐竹炒芹菜	芹菜 + 腐竹
花生芹菜	芹菜 + 花生米	香干炒芹菜	芹菜 + 香干

【苦瓜】

血糖指数：15　（低☑　中□　高□）

热量：23千卡

推荐用量：每餐不宜超过100克

降糖关键营养素：苦瓜皂苷、多肽-P

降低GI的食物组合

菜名	食物组合	菜名	食物组合
苦瓜西红柿汁	苦瓜 + 西红柿	苦瓜绿豆汤	苦瓜 + 绿豆
苦瓜燕麦豆浆	苦瓜 + 燕麦 + 黄豆	蒜蓉苦瓜	苦瓜 + 大蒜
苦瓜糙米粥	苦瓜 + 大米 + 糙米	苦瓜豆腐汤	苦瓜 + 豆腐

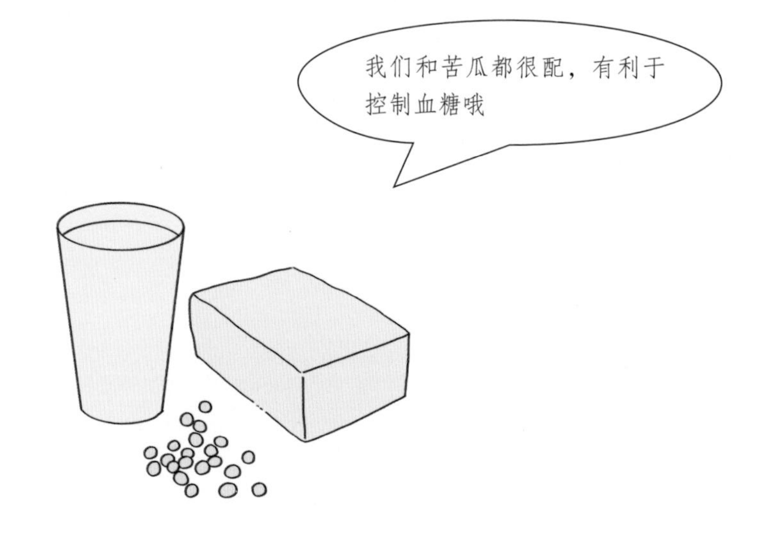

美食随心选

南瓜百合粥

材料：大米50克，南瓜、百合各100克，枸杞子少许。

调料：盐适量。

做法：

1.大米淘洗干净，浸泡30分钟；南瓜去皮及子，洗净后切块；百合洗净后剥瓣，入沸水中焯一下，捞出沥干备用。
2.大米下入锅中加水，大火烧沸后再下入南瓜块，转用小火煮约30分钟。
3.下入百合、枸杞子及盐，煮至汤汁黏稠即可出锅。

食用：佐餐食用，每日1次。

【降糖笔记】

※南瓜富含大量的果胶，与淀粉类食物混合时，能提高胃内容物的黏性，有效调节胃内食物的吸收，使糖类吸收减慢，从而延缓饭后血糖指数的升高。而且，果胶在肠道内会形成一种凝胶状物质，使得消化酶与糖类均匀混合，延缓肠道对单糖物质的消化与吸收，从而降低血糖。

※南瓜还富含各种微量元素，比如铬，可使体内胰岛素生物活性降低，对血糖控制有益。

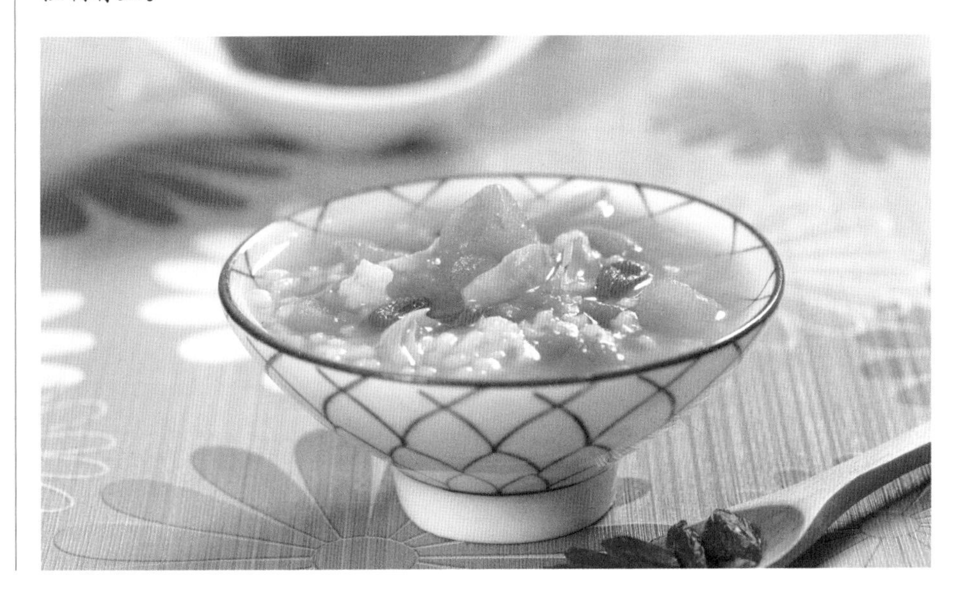

豆类及其制品的控糖吃法

豆类，包括它的制品，营养都很全面，富含蛋白质、矿物质和纤维素，食用起来很方便，有些豆类的含糖量非常低，而且大多都是一些功能较低的聚糖，不容易被人体吸收，不会给人体提供太多的热量，它的血糖指数（GI）比较低，不会导致餐后血糖飙升。

豆类的降糖原理在这里

1.豆及其制品富含人体必需氨基酸之一的赖氨酸，能够促进葡萄糖代谢。

2.豆及其制品含有大量的磷脂，能够帮助胰腺顺利地分泌出胰岛素。

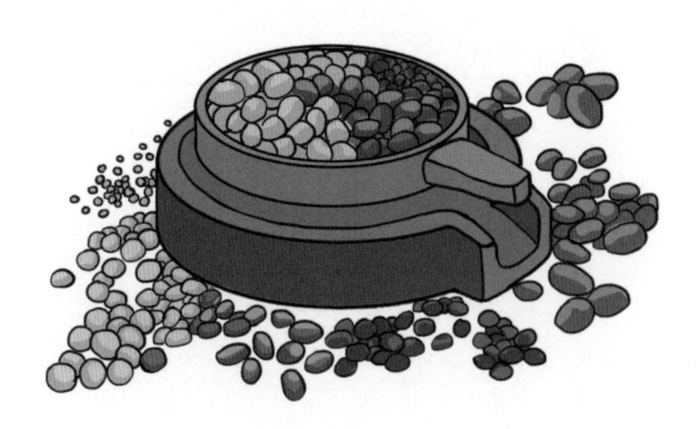

这样吃更降糖

★生的黄豆、绿豆、红豆等在水中浸泡8~12小时，更容易熟烂。

★可以把豆类加到主食里，做成杂豆饭、炒黄豆等，降低血糖指数。

你的疑惑我来答

Q：所有的糖尿病患者都适合吃豆类食物吗？

A：糖尿病肾病或肾功能不全的患者在食用豆类食品的时候需谨慎，因为蛋白质需要通过肾脏过滤，容易加重肾脏负担，不利于肾病的恢复，最好在医生的指导下选择食物的种类和食用量。

降糖豆类大家族

【黄豆】

血糖指数：18　（低☑　中☐　高☐）

热量：359千卡

推荐用量：每餐不宜超过40克（水发之后的重量）

降糖关键营养素：大豆异黄酮、多糖

降低GI的食物组合

菜名	食物组合	菜名	食物组合
黄豆南瓜粥	黄豆 + 南瓜	玉米黄豆面窝头	玉米面 + 黄豆面
豆浆麦片粥	黄豆 + 燕麦片	杂粮馒头	黄豆面 + 小米面
黄豆薏米糊	黄豆 + 薏米	黄豆炖排骨	黄豆 + 猪排骨

【绿豆】

血糖指数：27　（低☑　中☐　高☐）

热量：316千卡

推荐用量：每餐不宜超过40克（水发之后的重量）

降糖关键营养素：膳食纤维、硒、维生素B_1、低聚糖

降低GI的食物组合

菜名	食物组合	菜名	食物组合
西瓜绿豆饮	绿豆 + 西瓜	芹菜绿豆汤	绿豆 + 芹菜
金银花绿豆汤	绿豆 + 金银花	玉米绿豆饭	绿豆 + 玉米 + 大米
绿豆南瓜汤	绿豆 + 南瓜	绿豆海带粥	海带 + 大米 + 绿豆

【黑豆】

血糖指数：30　（低☑　中□　高□）

热量：381千卡

推荐用量：每天适宜吃10粒左右

降糖关键营养素：铬、花青素

降低GI的食物组合

菜名	食物组合	菜名	食物组合
大米黑豆粥	黑豆 + 大米	黑豆炖鳝鱼	黑豆 + 鳝鱼
黑豆莲藕粥	黑豆 + 莲藕	黑豆燕麦豆浆	黑豆 + 燕麦
黑豆面馒头	黑豆面 + 面粉	黄豆黑豆豆浆	黑豆 + 黄豆

【绿豆芽】

血糖指数：27　（低☑　中□　高□）

热量：316千卡

推荐用量：每餐不宜超过40克（水发之后的重量）

降糖关键营养素：低聚糖

降低GI的食物组合

菜名	食物组合	菜名	食物组合
绿豆芽炒鸡蛋	绿豆芽 + 鸡蛋	绿豆芽炒韭菜	绿豆汤 + 韭菜 + 猪瘦肉
绿豆芽炒肉丝	绿豆芽 + 猪瘦肉	绿豆芽炒鸡丝	绿豆芽 + 鸡肉
绿豆芽炒豆腐干	绿豆芽 + 豆腐干	拌绿豆芽	绿豆芽 + 胡萝卜 + 莴笋

美食随心选

醋泡黄豆生姜

材料：黄豆小半碗，姜片5片。

调料：陈醋适量。

做法：将黄豆洗净，与姜片一起装入碗中，倒入陈醋浸泡数日。

食用：吃豆喝醋。

【降糖笔记】

※黄豆中的豆胶具有促进胰岛素分泌以及改善组织细胞对胰岛素敏感性的作用，可积极地提高葡萄糖的利用率，有利于控制血糖。
※黄豆中还含有皂苷，有明显调血脂作用，有利于减轻体重，减少血清中的脂质含量，能够有效地预防糖尿病并发血脂异常、肥胖以及脂肪肝等病症。

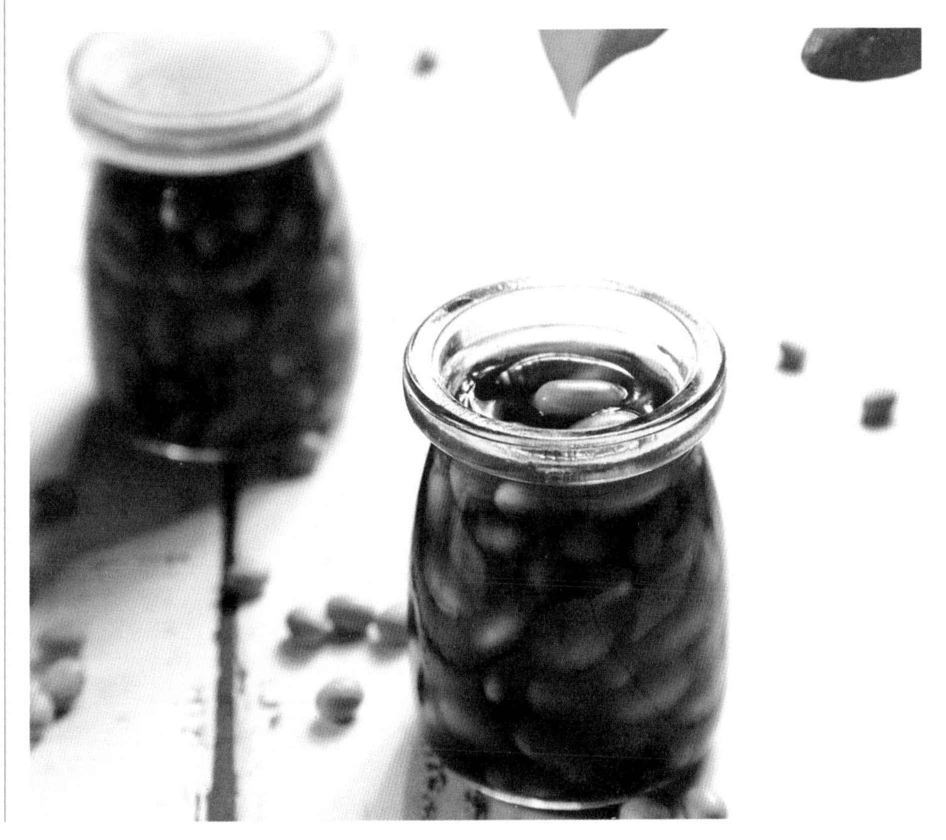

红豆薏米粥

材料：红豆、薏米各100克。

调料：盐适量。

做法：将红豆、薏米洗净，一起放入锅内，加水适量，中火煮沸，改用小火煮约40分钟，加入盐调味即可。

食用：温服，分多次服用。

【降糖笔记】

※红豆中含有的低聚糖对糖尿病患者的空腹血糖、餐后血糖均有一定的降低作用，而且产生的热量本身就很低，不容易引起肥胖。
※红豆还能抑制人体对脂肪的吸收，可以有效地预防糖尿病并发脂肪肝。
※红豆中所含的降压成分，还能积极地稳定血压，预防糖尿病并发高血压。

【烹调技巧】红豆煮开花口感更好，却要花费太长时间，建议提前一晚浸泡在清水中，可加快煮开花的时间。

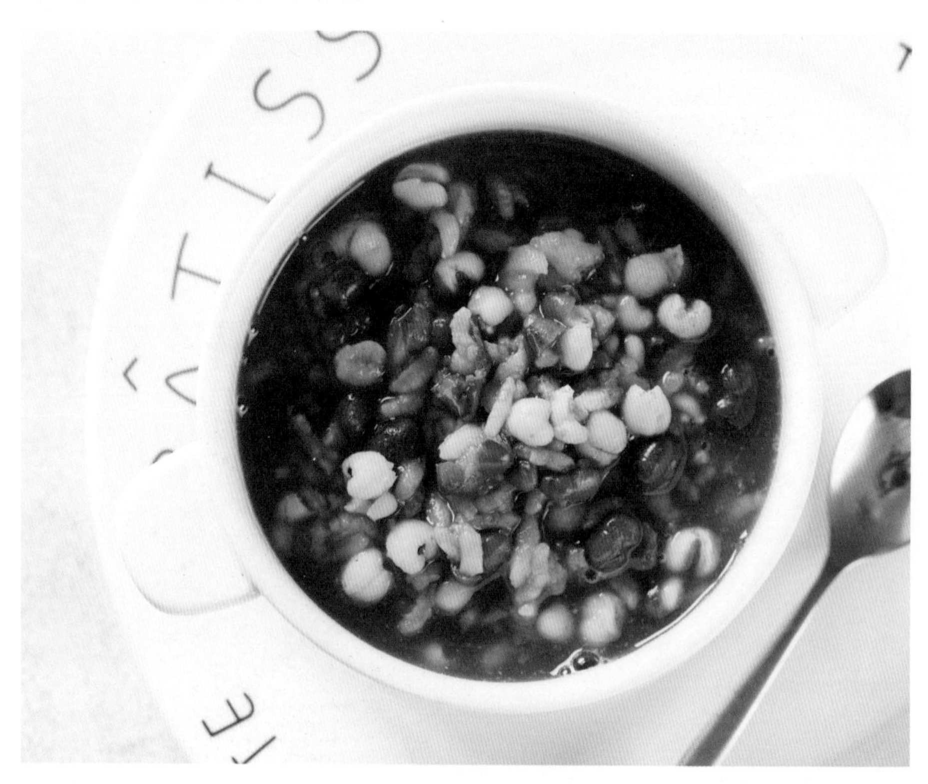

当你想吃些水产

对于糖尿病患者来说，吃鱼虾比吃肉更健康。其实不仅仅是鱼虾，糖尿病患者多吃些海洋、江河里出产的植物如藻类等，对血糖控制均有益处。

水产的降糖原理在这里

1.其中卵磷脂与DHA含量就比较丰富，能积极地保护胰岛β细胞。

2.所含蛋白质绝对纯天然，可改善糖代谢，有效地调节血糖水平。

3.热量普遍都不高，不用担心餐后血糖上升速度太快而无法控制血糖。

4.含有丰富的微量元素，有利于促进胰岛素及肾上腺皮质激素的分泌，增强葡萄糖在肝脏及肌肉组织内的代谢，从而降低血糖。

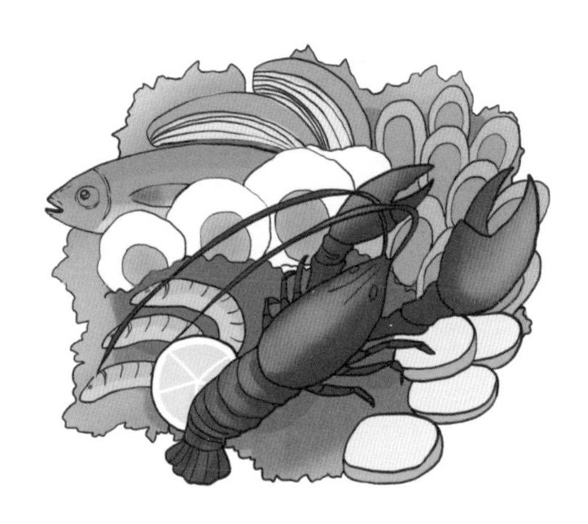

有些水产不能这时吃

★赶上肠胃不太好的那几天，最好不要轻易吃水产，因为水产普遍偏凉性，吃多了容易腹泻。

★皮肤正巧有点瘙痒难耐，最好也不要吃水产，以免加重皮肤问题。

★感冒发热的时候，尽量不要吃河蚌等水产，以免加重病情。

★过敏体质的糖尿病患者最好不要轻易触碰水产，尤其是海产品，以免加重过敏不适，不利于血糖的稳定。

★糖尿病已经合并痛风患者，也不能吃海鲜，因为海鲜的嘌呤成分太高，容易加重痛风不适。

降糖水产大家族

【黄鳝】

血糖指数：18　（低☑　中☐　高☐）

热量：106千卡

推荐用量：每餐以100克左右为宜

降糖关键营养素：鳝鱼素

降低GI的食物组合

菜名	食物组合	菜名	食物组合
素炒鳝丝	黄鳝 + 香菇 + 洋葱	鸡丝鳝鱼汤	黄鳝 + 鸡肉
鳝鱼山药汤	黄鳝 + 山药	芹菜炒鳝鱼	黄鳝 + 芹菜
黄瓜鳝鱼段	黄鳝 + 黄瓜	韭黄炒鳝鱼	黄鳝 + 韭黄

【海带】

血糖指数：27.2　（低☑　中☐　高☐）

热量：12千卡

推荐用量：每餐以150~200克为宜

降糖关键营养素：钾、碘

降低GI的食物组合

菜名	食物组合	菜名	食物组合
海带三丝	海带 + 胡萝卜 + 香菜	三丝小炒	海带 + 胡萝卜 + 洋葱
海带炖丝瓜	海带 + 丝瓜	冬瓜海带汤	海带 + 冬瓜
白菜海带丝	海带 + 白菜	肉末海带	海带 + 猪瘦肉

【扇贝】

血糖指数：21　（低☑　中☐　高☐）

热量：86千卡

推荐用量：每餐不宜超过50克（去壳）

降糖关键营养素：硒、锌

降低GI的食物组合

菜名	食物组合	菜名	食物组合
扇贝肉煎蛋	扇贝 + 鸡蛋	双丝炒扇贝	扇贝 + 胡萝卜 + 洋葱
蒜蓉扇贝	扇贝 + 蒜蓉	扇贝粥	扇贝 + 大米
扇贝炖白菜	扇贝肉 + 白菜	韭菜炒扇贝肉	扇贝 + 韭菜

【泥鳅】

血糖指数：40　（低☑　中☐　高☐）

热量：96千卡

推荐用量：每餐不宜超过80克

降糖关键营养素：不饱和脂肪酸

降低GI的食物组合

菜名	食物组合	菜名	食物组合
泥鳅豆腐汤	泥鳅 + 豆腐	泥鳅小米粥	泥鳅 + 小米
泥鳅炖丝瓜	泥鳅 + 丝瓜	泥鳅烧草菇	泥鳅 + 草菇
白菜烧泥鳅	泥鳅 + 白菜	泥鳅烧豆芽	泥鳅 + 黄豆芽

美食随心选

山药鳝鱼汤

材料：鳝鱼1条，山药1段，红枣3颗。

调料：陈皮、生姜各适量，盐少许。

做法：

1.鳝鱼宰杀，处理干净；红枣洗净，去核；山药去皮洗净，切块；陈皮洗净；生姜洗净，切小片。
2.将处理好的材料放入砂锅内，加入适量清水，大火烧开后改用小火炖煮。
3.1小时后，加入少许盐调味即可。

食用：佐餐食用，每3天1次，温服，喝汤吃鱼肉。

【降糖笔记】鳝鱼中含有一种特殊物质，叫作“鳝鱼素”，能够降低血糖并有效地控制住血糖，对糖尿病有较好的辅助治疗作用。

【烹调技巧】山药处理好后，建议泡在水里，以免曝露在空气中氧化发黑。

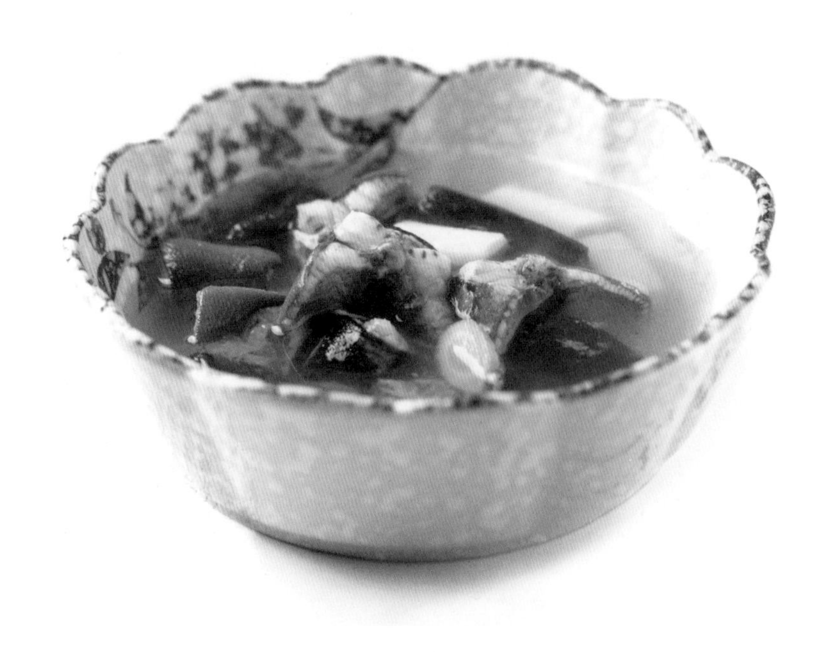

海带冬瓜扁豆汤

材料：水发海带50克，冬瓜40克，炒白扁豆20克，薏米10克。

调料：盐少许。

做法：

1.冬瓜去皮，切块；水发海带洗净，切片；炒白扁豆、薏米分别洗净、浸泡4小时。
2.将炒白扁豆、薏米与海带一起放入锅中，加水，大火煮沸后改用小火，煲至将熟时放入冬瓜块，继续煲20分钟左右，最后加盐调味即可。

食用：温服，每日1次。

【降糖笔记】

※海带含有大量的有机碘，可促进胰岛素及肾上腺皮质激素的分泌，并帮助葡萄糖在肝脏的代谢，延缓餐后血糖上升的速度，从而降低血糖，改善糖尿病病情。

※海带还含有硫酸多糖，能够吸收血液中的胆固醇，并帮助其排出体外，能够有效地预防并改善糖尿病并发心脑血管疾病。

【烹调技巧】冬瓜可以连皮一起煮汤，降压与降糖的效果都会更显著。

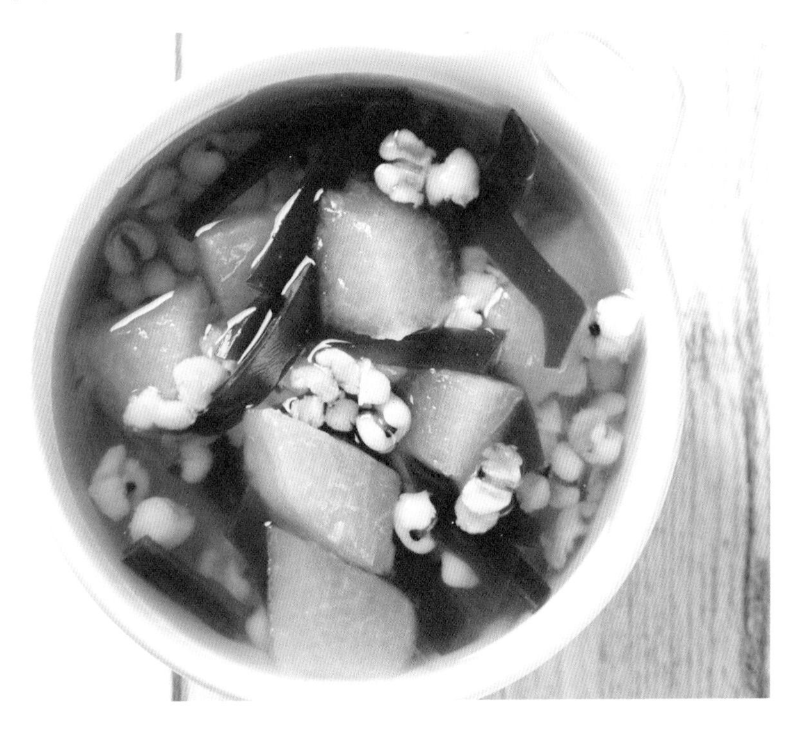

绝大多数菌菇都能降糖

菌菇是大部分食用菌类的总称，常见的菌菇有木耳、银耳、金针菇、平菇、鸡腿菇、香菇、茶树菇等，珍贵的松茸、松露也是属于菌菇中的一份子。不少菌菇因为其对身体有特殊的功效而显得尤为珍贵，而且菌菇大都营养含量丰富，深受大众喜爱。

菌菇降糖原理在这里

1.菌菇类热量相对较低，不用担心食用后血糖急速升高。

2.菌菇类食物大多具有一定的吸附作用，对肠胃有清涤功用，有效减少体内胆固醇的含量，积极地控制糖尿病合并血脂异常的发生。

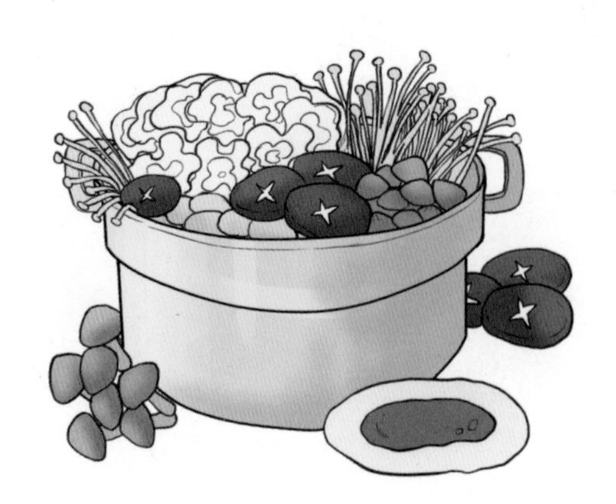

3.菌菇类食物能够预防血液凝结成块，有效地缓解冠状动脉粥样硬化的发生，对糖尿病引起的冠心病有特殊的防治功效。

4.菌菇类食物大多都含有多糖，能降低血液黏稠度，预防血栓形成。

吃菌菇的禁忌在这里

★对菌菇类食品过敏的糖尿病患者忌食。

★菌菇类性滑，肠胃不太好的糖尿病患者慎食。

★香菇为动风食物，顽固性皮肤瘙痒的糖尿病患者忌食。

降糖菌菇大家族

【香菇】

血糖指数：18　（低☑　中☐　高☐）

热量：19千卡

推荐用量：每餐以100克左右为宜

降糖关键营养素：硒、香菇多糖

降低GI的食物组合

菜名	食物组合	菜名	食物组合
海米香菇白菜汤	香菇 + 海米 + 白菜	香菇炒木耳	香菇 + 木耳
香菇油菜	香菇 + 油菜	香菇炖豆腐	香菇 + 豆腐
香菇炒芹菜	香菇 + 芹菜	香菇茄条	香菇 + 茄子

【金针菇】

血糖指数：30　（低☑　中☐　高☐）

热量：26千卡

推荐用量：每餐以80克为宜

降糖关键营养素：钾、锌、膳食纤维

降低GI的食物组合

菜名	食物组合	菜名	食物组合
金针菇拌黄瓜	金针菇 + 黄瓜	金针菇拌紫甘蓝	金针菇 + 紫甘蓝
金针菇炖豆腐	金针菇 + 豆腐	金针菇萝卜汤	金针菇 + 白萝卜
金针菇鱼片汤	金针菇 + 鱼 + 青椒	金针菇鸡丝	金针菇 + 鸡肉

【银耳】

血糖指数：27 （低☑ 中□ 高□）

热量：316千卡

推荐用量：每餐不宜超过40克（水发之后的重量）

降糖关键营养素：低聚糖

降低GI的食物组合

菜名	食物组合	菜名	食物组合
百合银耳汤	银耳 + 百合	紫薯银耳羹	紫薯 + 银耳
银耳莲子枸杞子汤	银耳 + 莲子 + 枸杞子	清炒银耳虾仁	银耳 + 虾仁
银耳南瓜羹	银耳 + 南瓜	雪梨银耳羹	银耳 + 雪梨

【木耳】

血糖指数：27 （低☑ 中□ 高□）

热量：26千卡

推荐用量：每餐以50~80克为宜（水发之后的重量）

降糖关键营养素：木耳多糖、甘露聚糖、膳食纤维

降低GI的食物组合

菜名	食物组合	菜名	食物组合
木耳炒洋葱	木耳 + 洋葱	木耳烩丝瓜	木耳 + 丝瓜
木耳炒莴笋	木耳 + 莴笋	素烧双耳	木耳 + 银耳
木耳炖白菜	木耳 + 白菜	蒜薹木耳炒蛋	木耳 + 蒜薹 + 鸡蛋

美食随心选

木耳白菜汤

材料：水发木耳100克，白菜250克，虾皮10克，水发海带20克。

调料：盐适量，葱丝、姜片各少许。

做法：

1.将木耳洗净，撕成小朵；白菜、水发海带分别洗净，切片。
2.热锅，倒入油烧热，用姜片、葱丝、虾皮爆锅，放入白菜片、木耳煸炒一下，加入海带片，倒入适量清水，大火煮沸5分钟左右，放入盐调味即可。

食用：温服，早晚分服。

【降糖笔记】

※木耳含有丰富的甘露聚糖、木耳多糖以及膳食纤维，能够修复受损的胰岛细胞，提供胰岛素所需要的能量，积极地促进胰岛素的分泌，有效地降低血糖并控制血糖。

※木耳还能防止血栓的形成，降低甘油三酯与胆固醇，缓解动脉粥样硬化的发生，积极地预防糖尿病合并冠心病与脑卒中的发生。

【烹调技巧】所选食材本身血糖指数比较低，而且不用高汤，只是用清水来煮汤，油脂含量更少，降糖效果更佳。

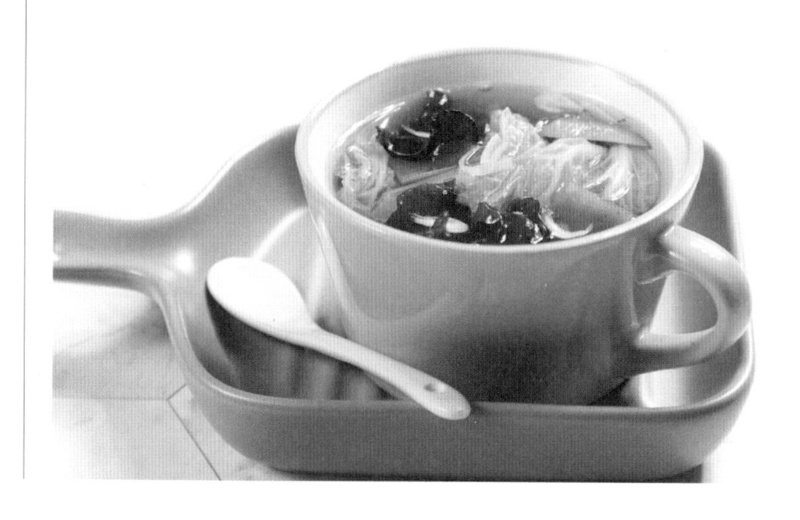

火龙果银耳雪梨汤

材料：火龙果1个，干银耳20克，雪梨200克，青豆15克，枸杞子15粒。

做法：

1. 银耳泡发，择洗干净，撕成小朵；火龙果取果肉切块；雪梨去皮及核，切块。
2. 将银耳放入砂锅中，加清水，大火煮开后改小火，煮1个小时。再倒入水果块，稍煮。
3. 另取锅，将青豆和枸杞子煮熟，捞出备用。
4. 将炖好的汤放凉后盛入碗中，撒上青豆、枸杞子即可。

食用：佐餐适量食用。

【降糖笔记】

※银耳含有丰富的膳食纤维，有延缓血糖上升的作用。

※银耳中还含有较多的银耳多糖，能够增强胰岛素的活性，有利于降低血糖。

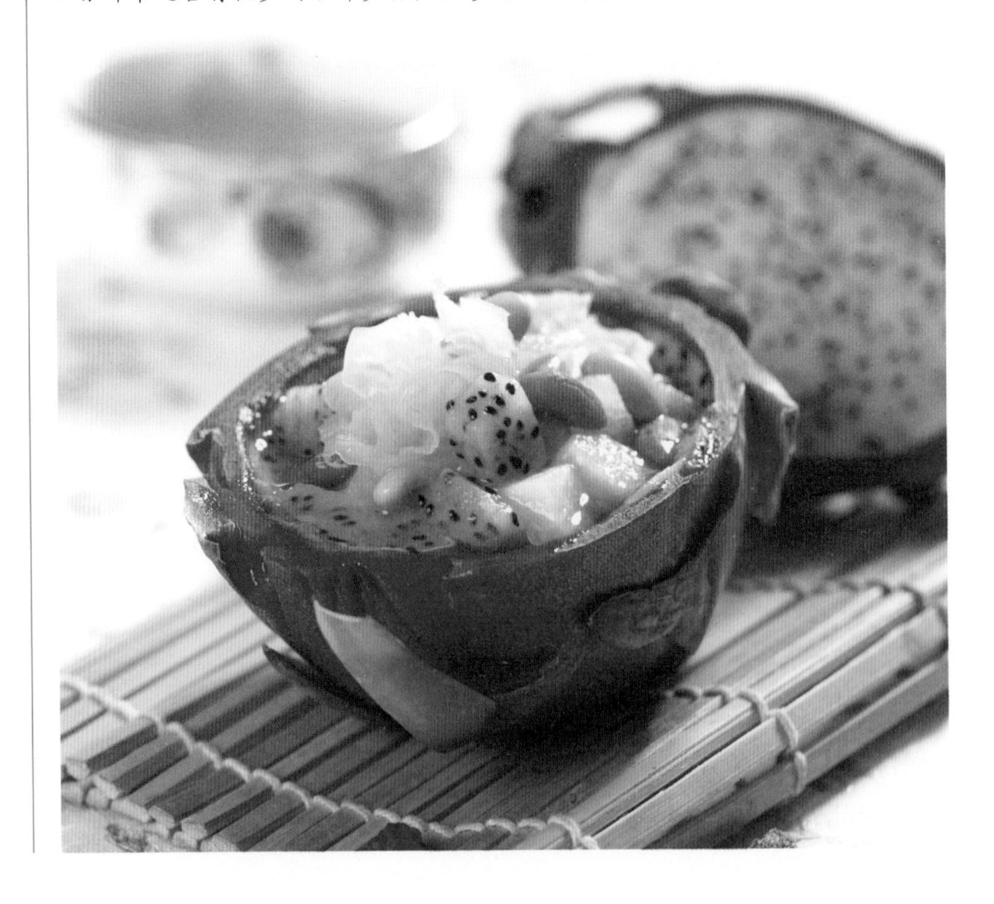

如果你需要外出就餐

糖尿病患者要严格控制饮食，一般在家控制饮食还是比较容易办到的，但在外就餐时，面对一桌的美食，“管住嘴”就没那么容易了。吃得好不如吃得巧，掌握外出就餐的一些基本原则，同样可以享受到无尽的外面美食。

外出就餐存在更大的升糖风险

外出就餐，范围很广，从冰激凌店到各种西餐厅、各色中餐馆……外出就餐的食物主要有以下几个特点：

★口味重（多盐、多糖），热量及盐分摄入过多

★油炸食物含油量过大，热量摄入容易超标

★主食量过大，热量摄入容易过量

★营养不均衡，蛋白质与维生素摄入容易不足

不得不外出就餐时，这样吃

1.如果明显感觉到这道菜的热量比较高，不妨剩下一些，不要全部吃光，这样可以适当控制热量摄入。

2.如果觉得主食量过大，也可以少吃一些，甚至可以只要半份主食。

3.若是担心蔬菜摄入不足，可以适当地加一个汤，适量补充点蔬菜。甚至可以在一天通过加餐的方式调整一下蔬果的摄入，达到饮食均衡。

糖尿病人如何吃甜

甜，糖尿病患者的一个禁忌！然而，往后余生若是严重缺乏甜这种味道，岂不是太遗憾！吃甜，不是万万不可，应该根据具体病情来定夺。同吃水果一样的道理，血糖控制不错的人可以有节制地吃点甜，同时还要相应地减少主食摄入量。而血糖控制不好的人或本身就是糖尿病患者，吃甜则需要严格限制，甚至在选择调味品时都得留心。

哪些甜味剂适合你

甜味剂，以低热量或无热量取胜，成功地取代了糖，成为糖尿病患者的最佳选择。但是并非所有的甜味剂都适合糖尿病患者。

【不可放开吃的甜味剂】

木糖醇：甜度是蔗糖的一半，血糖指数是葡萄糖的15%，在体内代谢过程中不需要胰岛素的参与。

果糖：甜度是蔗糖的1.5倍，血糖指数为葡萄糖的30%，营养比较丰富。

※以上这两种甜味剂，会提供热量，但是吃多了容易发生腹泻不适，所以不能放开吃。

【理想的甜味剂】

甜叶菊类

甜度比蔗糖高300倍，不提供热量，不含营养素，基本不会引起血糖的波动。

氨基酸糖或蛋白糖类甜度是蔗糖的200倍，同等甜度下，产生的热量基本可以忽略。

元贞糖是由蛋白糖、甜菊糖、罗汉果糖、甘草甜素等制作而成的蔗糖替代品，是“三高”患者的专用甜味剂，甜度高，无副作用，可放心食用。

代糖食品，满足你想吃甜的欲望

代糖食品就是让糖尿病患者采用的改善口味的辅助性食品，同样需要适当选用。

1.主食类的代糖食品：比如代糖糕点、月饼等米面制品，食用时需要在每日食谱中适当减去代糖糕点所占的主食量。

2.饮料类的代糖食品：代糖酸奶应计入每日奶制品的摄入量中；代糖饮料热量较低，可适当饮用；纯果汁则最好在血糖控制平稳时少量饮用吧！

3.奶制品的代糖食品：服用量和普通奶制品一样，每日摄入量占总热量的10%~15%即可。

这些甜要小心

【蔗糖】大多数人厨房里的调味品都有它，比如绵白糖、白砂糖、红糖、冰糖等，一点儿也不陌生吧！它们有一个共同名称“蔗糖”，属于双糖，人体分解、吸收比较快，特别容易使血糖升高，糖尿病患者最好别吃或少吃。

【蜂蜜】蜂蜜的含糖量也很高，包括葡萄糖、蔗糖与果糖。其中，葡萄糖、蔗糖被人体吸收得比较快，对血糖影响比较大。但是，蜂蜜降火的作用比较显著，所以，血糖控制比较平稳时可以少量食用，同时相应减少主食的进食量。

【糖果】水果糖、奶糖、巧克力等都属于糖果家族的成员，含有的蔗糖、麦芽糖等，同样容易被人体快速分解、吸收，血糖指数较高，应该控制食用。但是，因为降血糖的过程中往往容易产生低血糖不适，糖果又会成为一个不错的帮手，还得适量带一点儿在身上。

专题——冯凯主任重点说：成人晚发自身免疫性糖尿病人的并发症

糖尿病并发症还是比较可怕的，对于成人晚发自身免疫性糖尿病（LADA）来说，更不例外，同样也有急性和慢性并发症两种。

在急性并发症方面，曾经有一篇这样的报道：未使用胰岛素或停用胰岛素的2型糖尿病患者发生酮症酸中毒，经过检测谷氨酸脱羧酶抗体（GADA）呈阳性，后确诊为LADA。LADA发生酮症、酮症酸中毒或高血糖高渗状态的比例并不常见，但还是比2型糖尿病略高，比1型糖尿病略低，这主要是因为LADA胰岛素缺乏。

在慢性并发症方面，我们熟知的眼、肾等微血管并发症、神经病变等在病情刚发生时并不会普遍发生，但随着病程延长，并发的可能性会增加，大血管并发症也比较高。具体来说：

1.LADA患者的糖尿病肾病、糖尿病视网膜病变明显没有2型糖尿病高，颈动脉斑块与心血管疾病的发生与2型糖尿病差不多。

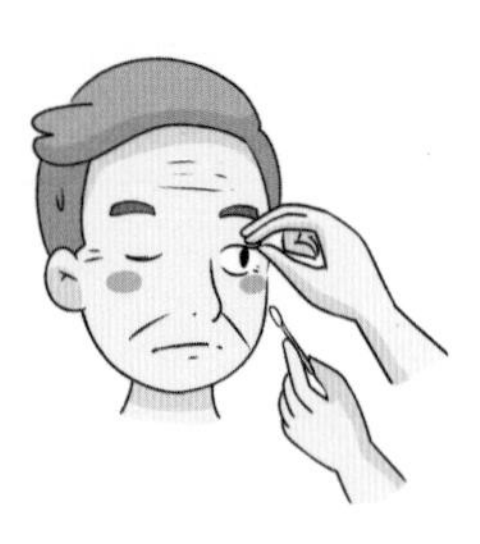

2.病程不超过5年的LADA患者的糖尿病肾病与糖尿病视网膜病变明显低于2型糖尿病患者。

3.病程在5年以上的LADA患者的糖尿病肾病与糖尿病视网膜病变与2型糖尿病差不多。

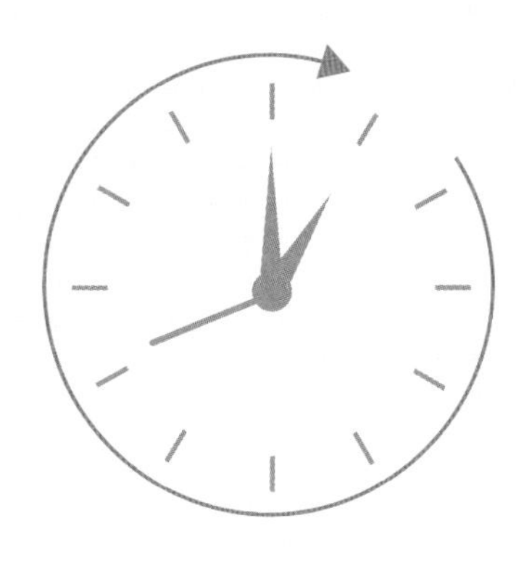

第五章

午餐后 13~16 时小憩，稳住午间血糖

吃过午餐，先活动还是先午休，困扰不少糖尿病患者！其实，这得看我们的血糖水平，还得看我们中午吃了什么。血糖偏高，不宜立即午休；血糖偏低，不宜立即活动。少安毋躁，餐后 10 分钟再决定下一步行动。控糖期间，午间散步或午睡都是控糖小助手哦！

午饭后 10 分钟舒缓运动

运动前要先测血糖，进一步了解身体内的代谢情况。血糖过高或者过低，也就是血糖>16mmol/L或者血糖<3.6mmol/L，都不能进行随心所欲的运动。饭后运动，还是优选一些简单的方式，比如散步、舒缓简单的小动作等。

散步是最好的运动

老话说得好：“饭后百步走，活到九十九。”我经常建议我的患者：“能走路，绝不骑车。”散步确实简单，还特别容易坚持下来。

而且，专家也指出，长时间且有节奏地散步，可以改善人体代谢状况，尤其可以加速糖代谢，减轻胰岛素的抵抗，甚至提高机体对胰岛素的敏感性，达到降低血糖的目的，并有效预防或减少糖尿病心血管病、肥胖等并发症的发生。

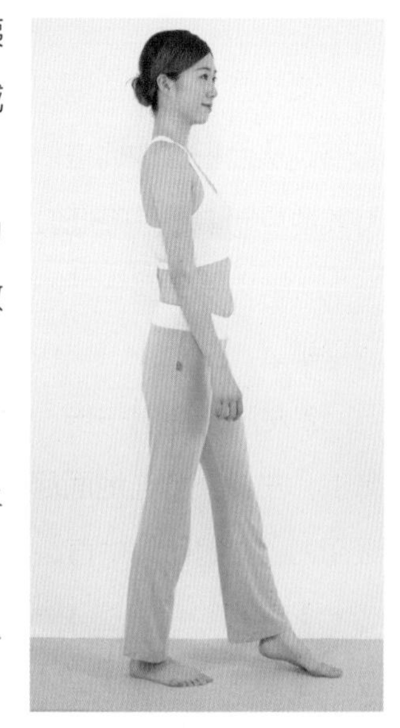

散步时尽量抬头挺胸，步伐大小适中（感觉不吃力即可），保持一定的节奏，摆动手臂，甚至可以一边散步一边拍打胸部及腰背部。

【小叮咛】

◎散步最好坚持每天1次，每次30分钟。身体稍微差一些的，可以分段少量多次地进行。

◎散步的速度以中速为主，大概就是10分钟走1000米，身体微微出汗，感觉轻松愉悦即可。

◎因为糖尿病患者大多有外周神经病变，皮肤感觉迟钝，对伤痛不敏感。所以，糖尿病患者最好不要光脚散步，也不要在坑坑洼洼的路上或鹅卵石小路上散步。地点最好是平坦整洁的道路。如果是专业的塑胶步行道就更好了，省力的同时还能降低疲劳感。

半蹲

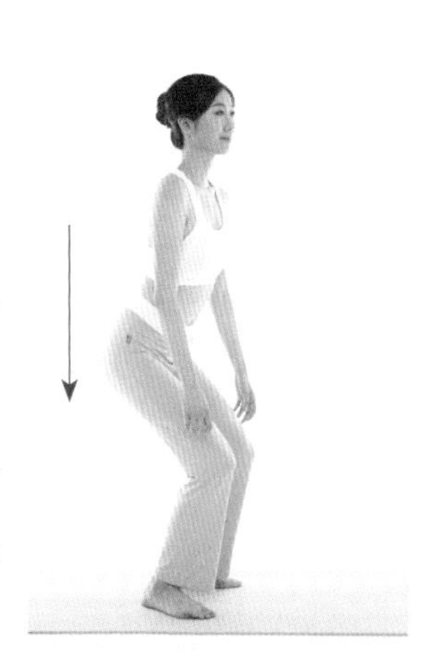

该动作看似简单，但做起来还是非常消耗体力，不仅能够锻炼到腿部肌肉，还能消耗掉腿部多余的脂肪，更能促进体内葡萄糖的消耗，从而积极地控制人体血糖。

双脚分开与肩同宽，屈膝下蹲，大腿与地面保持平行，膝盖不得超过脚尖，仿佛自己正坐在一把椅子上，坚持5秒钟左右，放松。

【小叮咛】反复练习20次左右。若是觉得有点吃力，不妨靠着墙，甚至在后背与墙之间放一个球，可以帮你更好地做好半蹲动作。

单腿下蹲

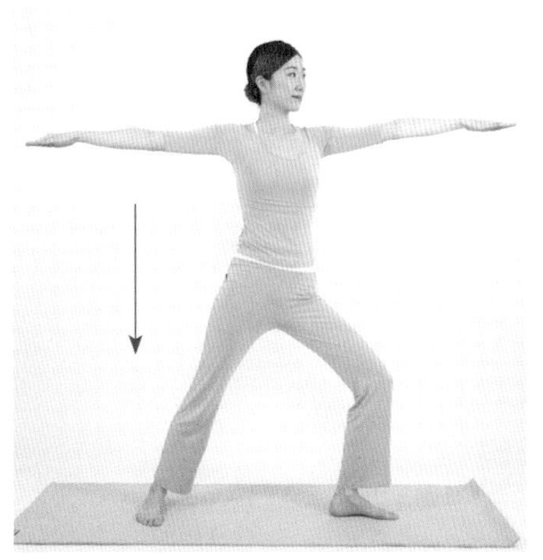

该动作有利于锻炼腿部肌肉，同时紧实臀部，从而积极地促进肌肉对血糖的吸收，有效地控制血糖并降低血糖。

1.站立，双腿分开与肩同宽，双臂向两侧平举。

2.左腿向后退一步，屈膝，重心放在左脚上，左侧大腿与地面尽量保持平行，左脚跟用力，右腿始终站直。

【小叮咛】反复下蹲10~15次，然后换另一条腿下蹲，交替进行，每天进行15分钟左右。

八段锦之单举臂

八段锦，由8个不同动作构成，动作古朴优雅舒展，大受欢迎。其中单举臂这一套动作两手臂交替上下牵拉，并配以仰头、直腰、侧屈脊柱等动作，肌肉需要做到协调配合，作用力集中于腹部，增强了肠胃的消化功能，刺激了肠胃蠕动、促进了消化与排便，从而积极地控制住糖尿病患者的体重、血糖，尤其适用于女性的糖尿病患者。

1.自然站立，左手缓缓自体侧上举至头，翻转掌心向上，并向左外方用力举托，同时右手下按附和（图1）。

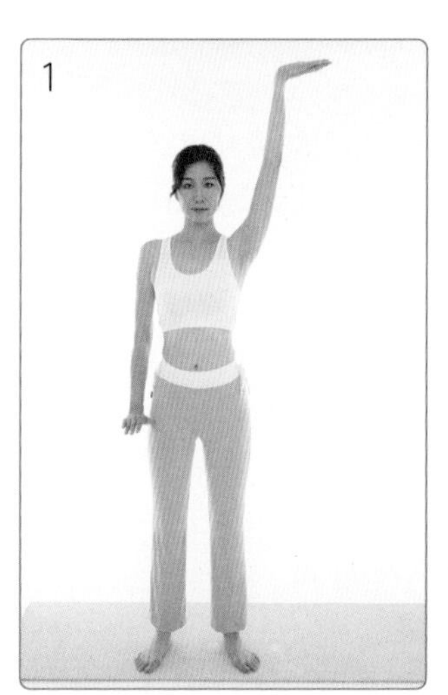
1

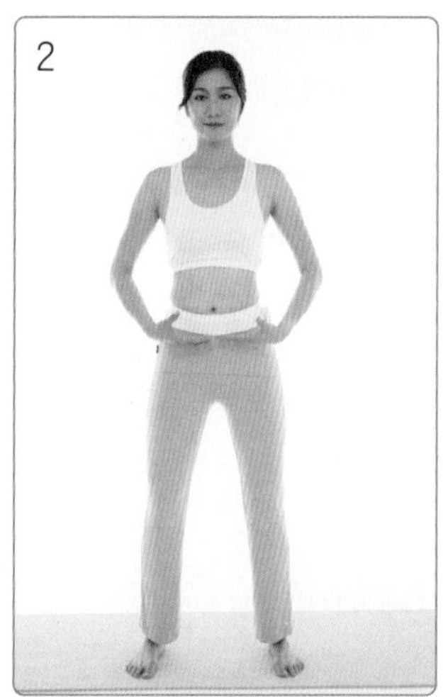
2

2.呼气，身体重心下降，膝关节略微弯曲，旋转右臂，逐渐弯曲，经过眼前下落在腹部前，掌心向上（图2）。

【小叮咛】

◎请牢记口诀：双手重叠掌朝天，左上右下臂膀圆，左掌旋臂托天去，右掌翻转至脾关，双掌均沿胃经走，换臂托按一循环，呼尽吸足勿用力，收式双掌回丹田。

◎两手交替进行，练习10遍左右，最后一遍再恢复立正姿势。

午睡不必久，但要睡得好

去年夏天，老王的血糖总是控制不好，尤其是午餐后血糖偏高，增加了药量也没有用。于是，老王找到了我，在我的询问下，我发现老王午餐后血糖居高不下竟然是午睡惹的祸。这是怎么回事呢？老王午餐后马上睡觉，体内的血糖代谢减慢，能量的消耗变慢，再去运动降糖，效果也不会明显。

控糖期间，别拿午睡不当回事

午睡可以休养生息，有助于下午的工作，尤其是辛苦工作的人们，午餐后的小憩能使体力及精神状态得到恢复。

但是，控糖期间，应该如何安排午睡呢？

1.糖尿病患者午餐后先进行体力耗费小的活动，消耗一些能量，半小时后再进入午睡。不提倡立马午睡，不利于控糖，还容易引起大脑供血不足。

2.糖尿病患者的午睡时间控制在30分钟左右，不宜太长时间，以免醒后产生乏力和头重等不适。

办公室里如何睡得好

很多上班族午睡时喜欢趴着，这种姿势其实会对脑部、眼球产生压力，也会影响消化功能。如果有条件，最好还是躺在沙发上或半靠在椅背上，使身体呈平躺的姿势。如果正值夏日，空调房内午睡别忘盖条薄毯子。

午餐后 2 小时，第三次血糖监测

血糖监测有必要如此频繁吗

血糖监测的最佳时间分别是“4前”（早饭前、午饭前、晚饭前和睡觉前）、“3后”（早饭后2小时、午饭后2小时和晚饭后2小时）。不同时间段对血糖的监测有不同的临床意义。一般来说，当近期血糖较高时，应该检测空腹及餐后2小时血糖，因为空腹及餐后2小时血糖能较准确地反映出患者血糖升高的程度。而当您近期经常出现低血糖时，则最好检测餐前血糖和夜间血糖，因为低血糖更常发生于餐前和夜间。

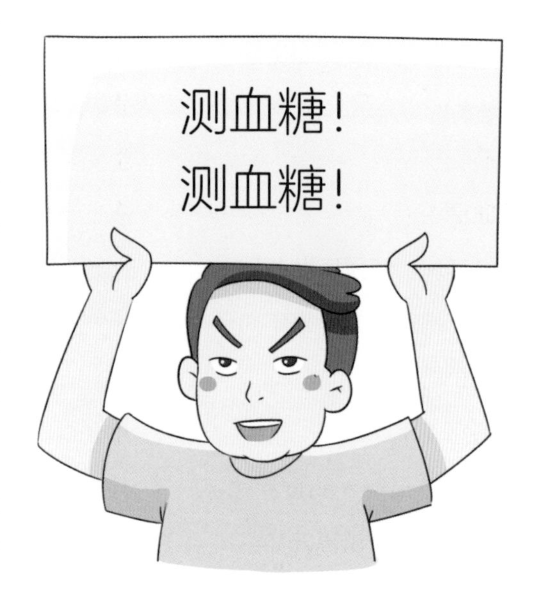

可能你会觉得一天要在七个时间点里测量血糖，太麻烦了。那么，哪些人需要监测这么多次血糖呢？

一般来说，血糖控制不太好的1型糖尿病患者以及胰岛功能差、需要胰岛素强化治疗的2型患者需要如此频繁地监测血糖，以便了解全天的血糖波动情况。对于血糖控制稳定的患者，可以半个月到1个月监测一次七个时间点的血糖。血糖波动较大或正在调整药物的患者，最好连续3天监测这七个时间点的血糖。

餐后血糖突然升高太多，怎么回事

血糖在餐后多半都会升高，特别是糖尿病患者。这到底是怎么回事？难道一天三顿饭都要饿肚子吗？

首先，导致血糖升高的直接原因就是摄入葡萄糖多了。

那么，人体内的葡萄糖从哪里来呢？答案是从我们日常吃的食物来。高GI的食物进入我们的胃肠中，由于消化快、吸收率高，所以葡萄糖释放快，进入血液后峰值高， 血糖也就升高了；反过来，低GI的食物，消化慢，在人体胃肠中停留时间略长，葡萄糖释放也会缓慢一些，葡萄糖进入血液后的峰值低，对血糖波动影响较小。

许多糖尿病患者对吃什么都有很大的误解，总觉得得了糖尿病就是“这也不能吃，那也不能吃”，其实不是，患者能了解血糖升高的机制，合理安排膳食，对于调节和控制人体血糖大有好处。一般来说 只要一半的食物从高血糖生成指数替换成低血糖生成指数，就能获得显著改善血糖的效果，在饮食上的压力也会小一些。

其次，糖尿病患者存在胰岛素分泌延迟或者胰岛素分泌不足。

若是饮食上丝毫不加以控制，想吃什么就吃什么，一旦吃进去的食物太多，餐后两小时的血糖往往偏高。比如，进食淀粉等碳水化合物类食品后，糖峰一般出现在餐后一小时左右，而胰岛素的分泌和葡萄糖的吸收同步进行，作用于降低血糖的水平。如果摄入的食物过多，就会延长吸收时间，出现餐后两小时血糖偏高。而且，胰岛素分泌高峰如果和葡萄糖吸收不同步，则在葡萄糖达到高峰的时候，因为胰岛素不足，也会出现血糖升高。

另外，不加强体育锻炼、血糖药物调配不合理、使用的药物剂量不合理，往往也会导致餐后两小时的血糖偏高。

【怎么办】

1.餐后血糖升高了，我们需要利用药物来控糖，一般需要给患者用阿卡波糖、伏格列波糖、门冬胰岛素。如果平时吃一片剂量不够，可以加到两片。也可以使用长效的降糖药物，比如磺脲类、二甲双胍类降糖药物，进行联合降糖治疗。

2.还需要严格控制好饮食，每天食物的摄入量需要控制好，不要吃得太多，还得注意营养均衡，多补充维生素、膳食纤维。

3.当然，还需要适当参加一些体育运动，促进人体的新陈代谢，消耗能量。

餐后血糖为什么会比餐前低

餐后血糖升高属于正常现象，但也有些糖尿病患者进食后血糖居然会比餐前低，这是怎么回事呢?

一般来说，人进食后血糖会升高，30～60分钟血糖达到高峰后下降，血浆胰岛素水平也在30～60分钟上升至高峰，为基础值的5～10倍，随后下降，3～4小时恢复到基础水平。因此，正常人进餐后血糖虽然有升高，但会在一定范围内波动。

2型糖尿病患者可出现胰岛素分泌过多（高胰岛素血症）和高峰延迟，胰岛素维持在较高浓度而不能恢复到基线水平，因而餐后血糖会偏低，甚至出现低血糖。

如果吃得太少、餐后运动强度太多，患者可能也会出现餐后血糖偏低的问题，甚至出现低血糖反应。

餐后血糖明显降低，也有可能是降糖药物剂量太大了。

【怎么办】

1.去医院做一个胰岛素或者C肽的检查，如果确定是胰岛素分泌延迟导致的，需要调整用药。

2.如果确定是饮食不足与运动过度的问题而出现餐后血糖偏低，一定要严格执行合理的饮食与运动方案，做到定时定量。

3.如果是药物原因引起的，建议仔细查看服用的除降糖药之外的药物有无降糖作用，如果有，及时与医生沟通是否可换成其他药物代替。如果是服用的降糖药剂量不对，则需要与医生沟通调整用药。

总是容易饿是怎么回事

生活中，不少糖尿病患者会有这样的认知：身体感到明显饥饿时，首先想到的是发生了低血糖，然后开始食用各种甜食或糖果。事实上，饥饿并非就是低血糖引起的，高血糖同样也会使患者产生饥饿感。

正常人在进食后血糖都会升高，血糖刺激了负责饥饿及饱的感觉器官下丘脑，就会使人产生吃饱了的感觉。但是，当人体发生反应性低血糖，胰岛素分泌延迟，下丘脑得不到足够的糖供应，自然就会产生饥饿感。

低血糖产生饥饿感还有另一种情形，那就是降糖药吃得不合适，低血糖极易出现，同样会容易感觉饿。

糖尿病患者也可能因为血糖太高产生饥饿感。糖尿病患者因为胰岛素缺乏或胰岛素抵抗，血糖随尿液排出，不能正常进入细胞内。血糖虽然升高了，但细胞内仍然缺乏糖，由此出现“细胞饥饿”，也就产生了饥饿感。

因此，当患者出现了饥饿感，最好先监测血糖，判断一下血糖的高低情况，再合理地选择进食与否。

我怎么又饿了，到底是血
糖太高还是血糖太低呢

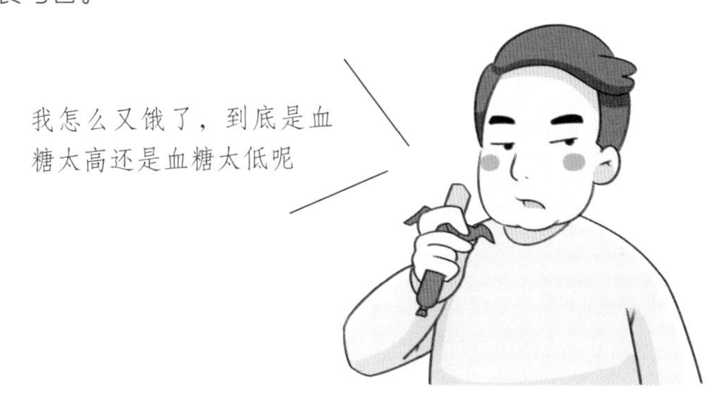

专题——冯凯主任重点说：成人晚发自身免疫性糖尿病人的药物治疗

对于LADA的治疗，首先要降低血糖，其次要保护胰岛功能，所以在用药方面还是比较严谨的。

1.LADA患者应该避免使用磺脲类药物。

2.LADA患者的代谢状态若是比较好，比如血糖、糖化血红蛋白、胰岛功能等良好，建议可以考虑使用除磺脲类以外的其他口服降糖药，比如双胍类药物，一直到发展为胰岛素依赖阶段。

3.胰岛自身抗体高滴度而且代谢状态较差的LADA患者应该早期使用胰岛素治疗。

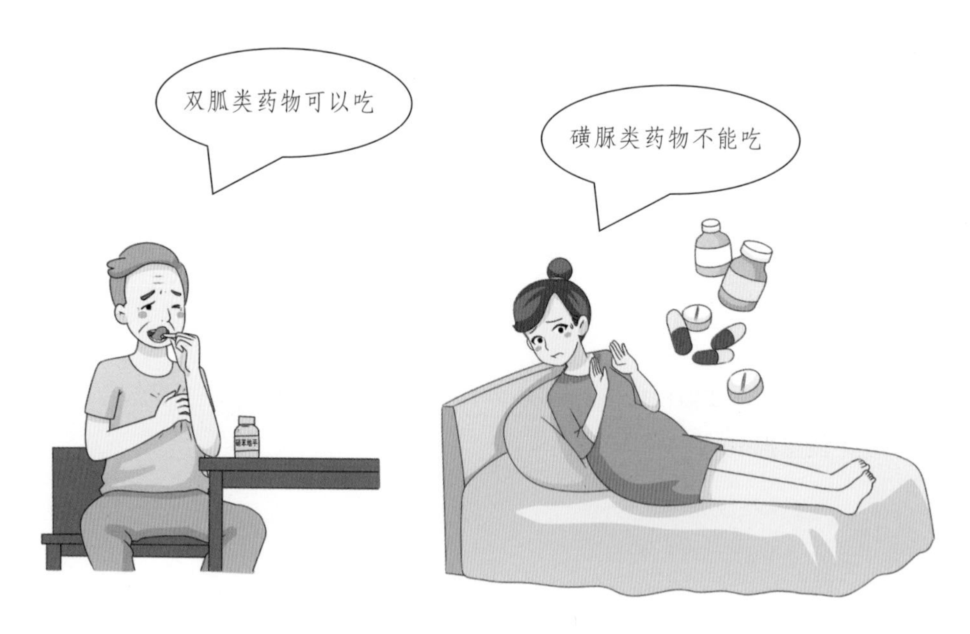

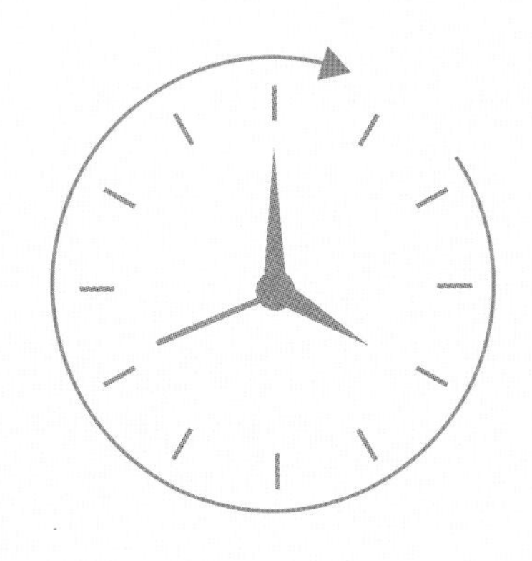

第六章

16~18 时自由活动，享受你的“带糖”生活

下班时间到，开始享受自己的欢乐时光吧。你可以外出自由活动，也可以和朋友们会面。当你沉浸在这种轻松的状态时，别忘记照顾自己的血糖。运动前需要监测血糖，运动项目选择更加重要，运动后如何补充营养也不能忽视……

回到家，赶紧再测血糖

有规律的、合理的运动，可有效降低2型糖尿病的发生率，还可帮助糖尿病患者降低血糖、提高胰岛素的敏感性、延缓多种慢性并发症的发生与发展。这样的好处可以是直接的，也可能是间接的。因此，糖尿病患者仍需尽可能地让运动成为每天生活的一部分。

如果你要运动，测血糖不能少

适当合理的运动对1型和2型糖尿病患者确有奇效，但为了安全起见，预防运动过程中或运动后出现低血糖不适，运动前最好还是测一下血糖。

◎如果运动前血糖在6mmol/L以下，可适当进食15~20克糖类或250克苹果。

◎如果运动前血糖在6~8mmol/L，最好运动后再测血糖，然后根据血糖情况决定是否加餐。

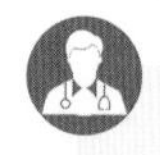

降糖精修班

运动前还要查什么？

◎近期有运动计划之前，先去医院做一次全面系统的检查吧！血压、糖化血红蛋白、心电图、眼底、肾功能、心肺功能等都详细检查一遍。

◎最近已经出现过低血糖现象或正在注射胰岛素治疗的患者，最好在运动前后都监测一下血糖，确保安全。

运动原来这般差别待遇

运动能降糖或控糖，但并不是人人都适宜运动，也不是任何情况都可以运动，而且并非所有运动都适宜糖尿病患者。

1.胰岛素缺乏的1型糖尿病患者血糖高时不适合运动。1型糖尿病患者一旦停止胰岛素治疗，一两天之内就会发生严重的高血糖和酮症。而运动更会使胰岛素缺乏的糖尿病患者血糖升高，并快速恶化成酮症。所以，当空腹血糖>14mmol/L，而且存在酮症时，最好不要运动。但如果血糖>16.7mmol/L时，即便没有酮症，是否运动也得听医生的。

2.正在接受胰岛素治疗或口服胰岛素促泌药治疗的2型糖尿病患者，如果自我感觉还不错，不存在酮症，运动有利于降低血糖，但有发生低血糖的风险。如果想要运动的话，最好及时调整药物剂量或适当进食甜食。

3.单纯采用饮食治疗、二甲双胍、糖苷酶抑制药或噻唑烷二酮类药物治疗者想要运动的话，不需要额外补充糖类。

4.联合用药的糖尿病患者要充分了解哪些药物会在运动中引起身体不适。比如，利尿药可能会干扰体液和电解质平衡，导致运动中脱水；又比如，β-受体阻滞药可能会使人体对低血糖的感知力下降。所以，这类患者最好多留意下自己的最大运动能力，避免引起不适。

按照热量消耗确定运动量

在恰当的时间里进行合宜的运动还不够，还得把握适度的运动量，方能达到最佳的降糖效果。因为运动量太小，达不到降低血糖的疗效；运动量过大，反而会造成血糖明显波动，疲劳感也会加重不少。正常情况下，每天的步行10000步可消耗240~300千卡热量，可以从此消耗量开始计算，每天根据身体状况逐渐增加运动量。

为了方便大家确定自己的运动量，我将每项运动消耗掉80千卡所需的时间列举下来。随着运动时间的延长，消耗的热量也会有所增加。

【消耗80千卡热量运动量总汇】

1.散步、购物、练太极拳等：30分钟

2.中速步行、跳舞、做广播操、平地骑自行车、打乒乓球等：20分钟

3.爬山、慢跑、打羽毛球、上楼梯、划船等：10分钟

4.跳绳、游泳、举重、打篮球等：5分钟

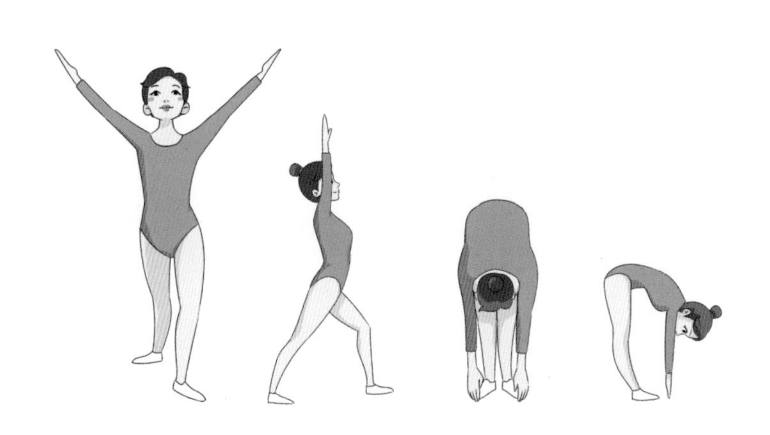

运动强度以自我感觉为准

出于降血糖、减体重的目的，中等强度的较长时间运动最合适不过。但是，每个人的体质、年龄、可承受的运动负荷等都不一样，所以，运动强度也得因人而异、循序渐进。

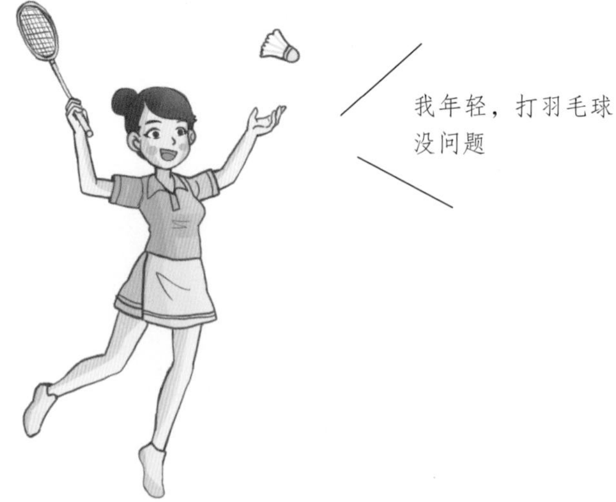

一般来说，以自我感觉来判断运动强度是最合适的，这种方法也是最简单、最快捷、最有效的方式了。当然，这是针对有一定运动经验、自我感觉比较敏感的人来说的。那么，我们应该怎么来判断呢？

运动强度	自觉疲劳程度	心率	最大耗氧量	特别提示
低强度运动	疲劳感较轻；运动后不出汗，也不觉得热；脉搏没有明显变化；自我感觉比较轻松	基础心率+20%	20%	基础心率是指早晨起床前的心率
中强度运动	感觉有点累；心情比较轻松愉快；适度出汗；肌肉有点酸胀不适；食欲与睡眠都比较好；第二天的精神状态特别好	基础心率+（40%~60%）	40%~60%	
高强度运动	感觉累、乏力；运动时有点吃力，但还能坚持到运动结束；肌肉酸痛感明显	基础心率+80%	80%	
超强度运动	感觉非常累，非常吃力；胸闷，心慌，气短，不能坚持到运动结束；饮食、睡眠都受到了影响	基础心率+100%	100%	

运动装备并非信手拈来

为了促进排汗，保持皮肤干爽，避免细菌滋生引发各种皮肤感染，在运动服的选择上还是比较讲究的。首先要以宽松、舒适、透气、保暖为基本原则。质地最好是纯棉的，也可以是速干材质！其次，因为要随身携带手机、钱包、少量零食与急救卡等，所以运动服的口袋最好大一些。如果运动服的口袋不是那么大，那就准备一个运动腰包，把需要带的东西装上。

除此之外，运动中，足部受力是必不可少的。比如，走路太多，容易出现水泡、磨损等不适。糖尿病患者一旦足部受伤，哪怕只是小小的磨损，也往往难以愈合，甚至发展为坏疽。因为糖尿病患者的神经末梢不够敏感，有时足部受伤了也不容易察觉到，很容易出现安全隐患。所以，糖尿病患者运动时一定要做好防护，避免意外受伤。

1.鞋子的选择：保护功能强、宽松柔软为主，确保新鞋不会磨脚，避免运动过程中发生磨损、冻伤、冲击伤等。鞋头包起来会更好，不能露出脚趾，以免脚趾碰伤。糖尿病患者还得根据自己容易磨损的部位，使用透气的脚垫、鞋垫等，防止皮肤磨损。

2.袜子的选择：运动时一定要穿袜子，还得选择透气的速干袜，以免脚出汗太多。另外，还可以选择五趾袜，可以将五个脚趾分开，防止脚趾摩擦或挤压受损，还能帮助脚趾排汗，预防细菌感染。

3.运动结束后一定要及时检查双脚，一旦发现它们受伤或受损，应该立即停止运动。

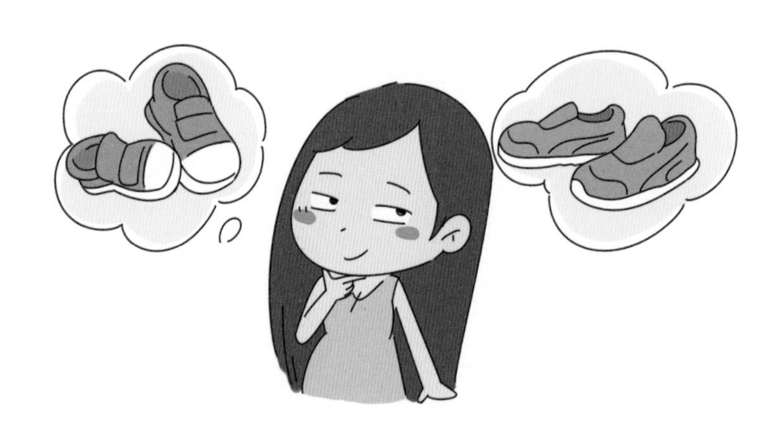

抽个时间去运动

糖尿病患者最好进行有氧运动（即耐力运动），确保机体大肌群参加持续的运动，但不宜选择高强度的运动，应该选择低强度的有氧运动。常见的适合糖尿病患者的有氧运动有：慢跑、踢毽子、爬山、骑自行车、游泳、跳绳、跳舞、做做伸展操、打打球等。建议患者根据自己的兴趣爱好和环境条件选择。

慢跑

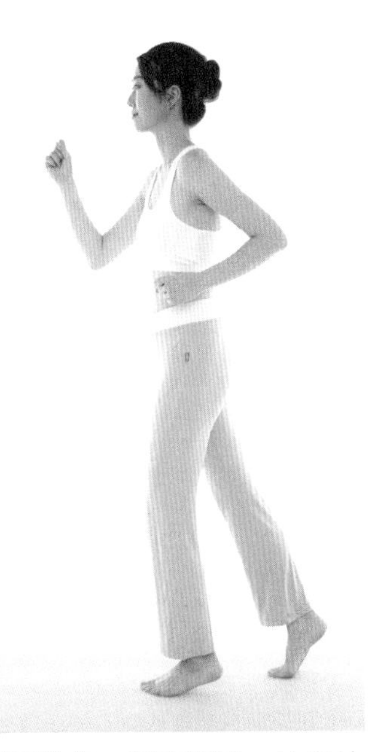

慢跑，不是人人都适合，更适合体质较好的中青年糖尿病患者。它有利于促进血液循环，增强心肺功能，促进心肌舒缩力，增加冠状动脉血流量，防止糖尿病合并冠状动脉硬化的出现。它还能消耗过剩的能量，改善人体代谢障碍，减轻体重，对糖尿病、高血压、高血脂及肥胖人群都有益处。

◎慢跑前最好先做做热身运动，伸展四肢，活动膝盖与脚踝等关节部位，避免运动时出现抽筋、崴脚等意外。

◎出于减振目的，最好在塑胶跑道上慢跑，跑起来轻松不累。

◎每次跑15~30分钟或3千米左右比较合适，由少逐渐增多，循序渐进，让身体逐渐适应。速度不要太快，步伐稍微小一些，腿也不要抬得太高，手臂自然摆动。

◎搭配快走，效果会更好！

踢毽子

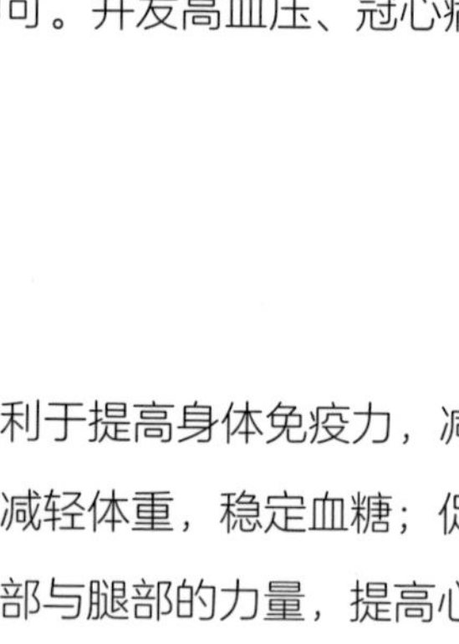

糖尿病患者的体质一般都比较虚弱，不适宜做剧烈运动，踢毽子在运动量上正好合适。它能够带动全身运动起来，还能促进血液循环，加快新陈代谢，帮助血糖快速代谢掉，从而稳定或降低血糖。它还能释放压力，保护糖尿病患者的身心健康。

◎踢毽子前先做10分钟左右的热身活动，以免肌肉与韧带拉伤，或给踝关节、腰部造成损伤。

◎踢毽子属于一项技巧性运动，需要掌握一定的运动技巧，切不可盲目进行，以免崴到脚或者扭到腰，甚至发生骨折危险。

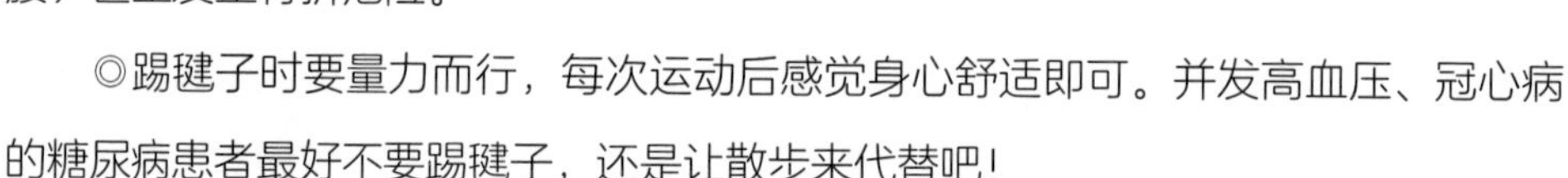

◎踢毽子时要量力而行，每次运动后感觉身心舒适即可。并发高血压、冠心病的糖尿病患者最好不要踢毽子，还是让散步来代替吧！

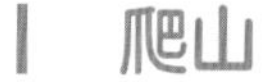

爬山

对于糖尿病患者来说，天气晴朗之时外出爬爬山，有利于提高身体免疫力，减少各种并发症的发生；消耗体内多余的热量与脂肪，帮助减轻体重，稳定血糖；促进骨骼与肌肉对葡萄糖的吸收与代谢，降低血糖；增强腰部与腿部的力量，提高心肺功能，有效防止心脑血管疾病的发生。

◎根据自身状况灵活把握运动时间与运动强度，不用每次都爬到山顶。

◎不能空腹爬山，容易引发低血糖。当然，也不能吃得太饱，以免给患者造成负担。

◎爬山时要及时补充水分，但不能一次性喝太多，要少喝多次，有利于调节血糖与血脂水平，缓解疲劳。

◎糖尿病并发心脏病、心绞痛、心肌梗死等病症时，最好不要爬山。脚踝、膝盖容易受到损伤者最好也不要爬山。

跳舞

打开音乐，翩翩起舞，全身舞动起来，不仅锻炼了腿部肌肉，还能消耗热量，减轻胰腺负担，增强血糖的调节功能，保持血糖的平衡与稳定。另外，跳舞能帮助患者放松身心，稳定情绪、振奋精神，保证糖尿病患者的身体健康。

◎跳舞前一定要充分做好热身运动，比如简单的全身拉伸运动，有效防止运动损伤。

◎跳舞前30分钟最好不要吃太多东西，以免影响血糖的稳定，导致胃部不适，直接影响人在跳舞时的心情。

◎跳舞时若是出了太多汗，要及时补充水分，但不能一次喝太多，每次控制在150毫升以内，饮水间隔时间也得保持在15分钟左右。

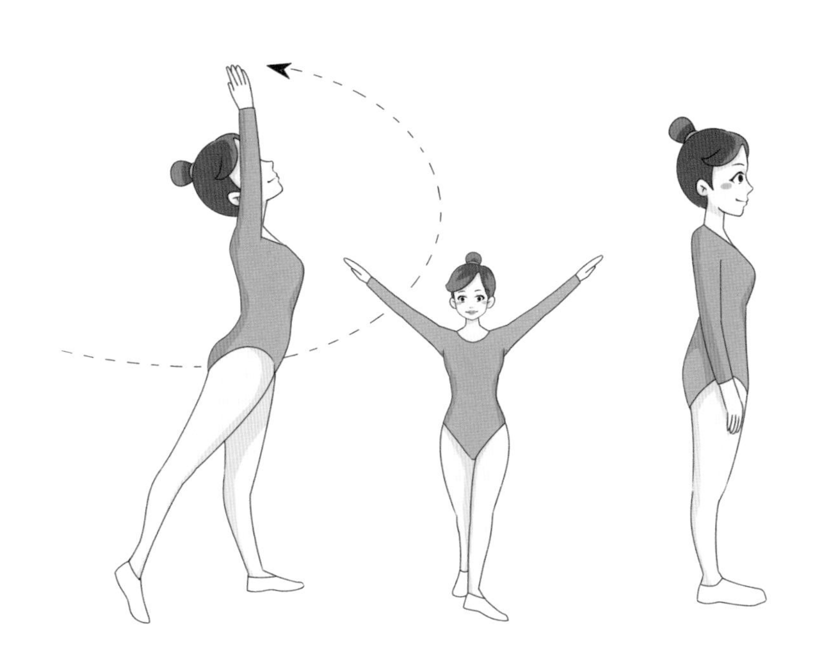

骑自行车

骑自行车，能够增强腿部力量、全身的平衡与协调能力等，并且达到良好的减重效果，特别适合超重、肥胖的糖尿病患者，并能发挥降糖、降脂、降压等作用。而且，骑自行车的运动量适中，还不容易对关节造成损伤，既可在室内进行，也可在室外进行，是年轻人的首选降糖运动。

◎骑自行车的速度不要太快，每天进行一次，每次30分钟即可，身体微微出汗就可以了。

◎室外骑车，最好选择道路平坦、环境良好、空气新鲜的场地，避开陡坡多、弯路多、人多、车多的地方。

◎骑车要注意保暖、防风，不要骑太快，也不要带人，以免遇到意外。

打乒乓球

乒乓球属于桌上运动的一种，需要一定的技巧，还需要手、眼及大脑的协调配合，运动强度适中，对全身循环及代谢均有良好的改善作用，特别适合体质较好的糖尿病患者。

◎打球的时间不要太长，即使没有觉得很累，也要经常停下来休息一下。

◎如果你是糖尿病合并高血压患者，捡球的时候需要弯腰，但动作要尽可能慢一些。

◎打球时克服胜负欲，别让自己的情绪太激动。

打太极拳

太极拳，历史悠久的一项传统健身法。它将气功与拳法巧妙地结合在一起，动与静结合，刚柔并济，动作舒缓柔和、协调沉稳，给人宁静、祥和的舒适感。一套太极拳打下来，身体微微出汗，运动量适中，有利于稳定血糖，适合中老年患者。

◎根据自身的体力与病情，随时调整动作幅度与锻炼的时间，不必非得强迫自己完成一套完整的拳法。

◎上午、下午分别做一次，稳定血糖的效果会更明显。

◎需要找一个安静、祥和的地方练习，有利于排除一切杂念，调整好呼吸，让身心平静下来。

◎穿一件吸汗、透气的衣服吧，鞋子就舒适、柔软、平底即可。

五禽戏

养生自古就有，五禽戏就是比较传统的健身操，由东汉医学家华佗创制，因模仿5种动物的动作而得名。相传，五禽戏的健身效果特别明显，华佗的徒弟吴普就因为常年练习这套健身操而高达百岁，之后它一直在民间广为流传，甚至被中国卫生部、教育部纳入医学类大学的“保健体育课”之中，国家体育总局也将其重新编排并列入健身气功的范畴向全国推广开来。

五禽戏实际上就是一套动中求静、刚柔相济、内外兼练的仿生气功功法，主要通过模仿虎、鹿、熊、猿、鸟（鹤）这5种动物的动作，达到活动筋骨、调节身体微循环与代谢功能，从而达到稳定甚至降低血糖的目的。

1.虎戏：手脚均着地，模仿老虎的形象（图1）身体前后振荡，向前3次，向后3次，即前后、前后、前后（图2）做毕，两手向前移，伸展腰部，同时抬头仰脸（图3）面部仰天后，立即缩回，还原（图4）。按照以上方法连续做7遍。

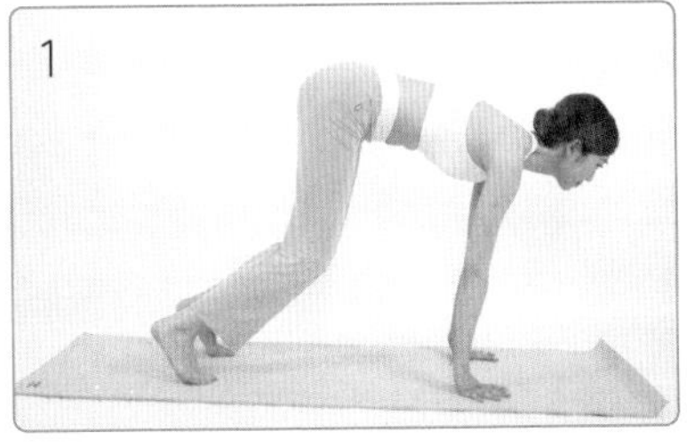

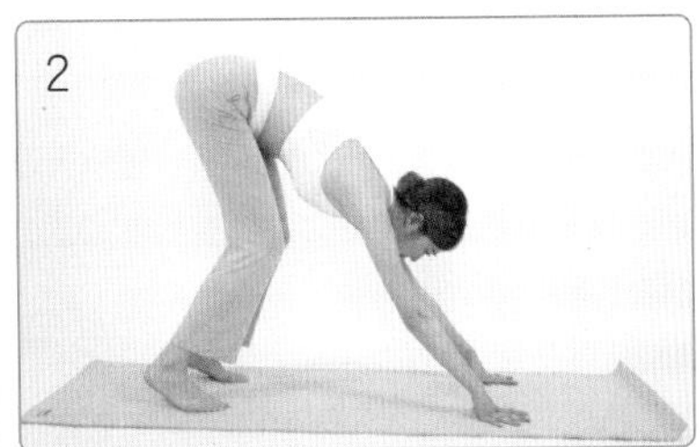

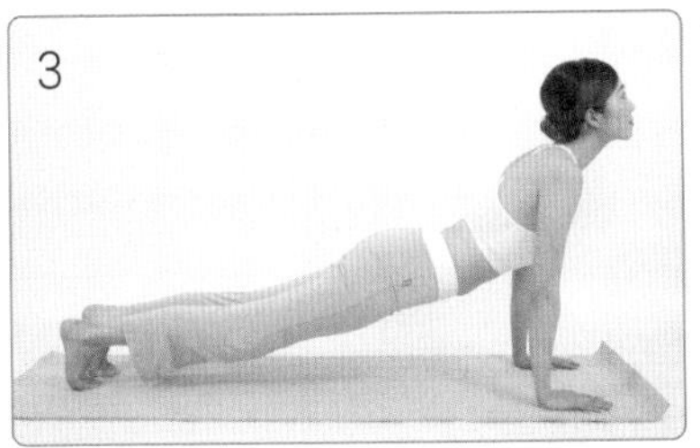

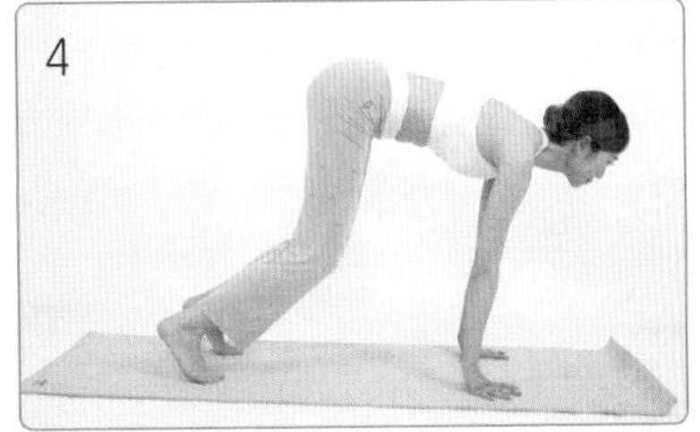

2.熊戏：身体仰卧，两手抱着小腿（图5）抬头，身体先向左滚动，再向右侧滚动，左右滚转各7次（图6）。然后屈膝深蹲在地上，两手在身旁按地，上体晃动，左右各7次（图7）。

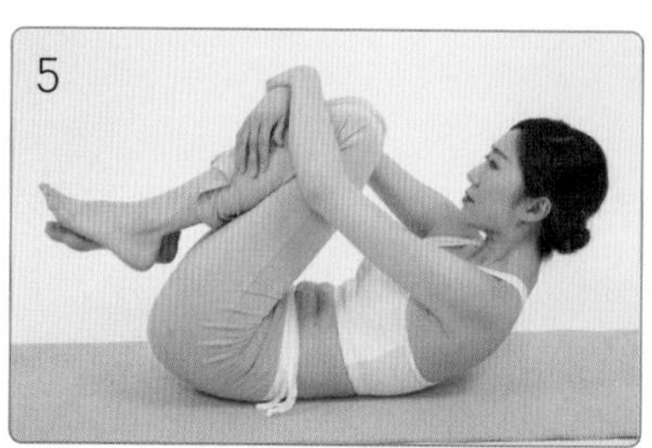
5

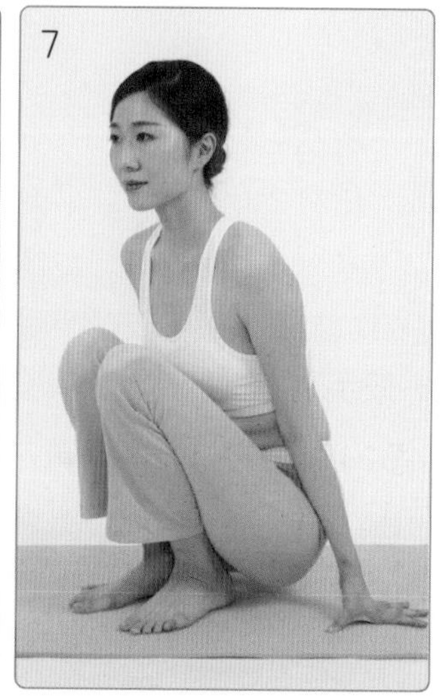
7

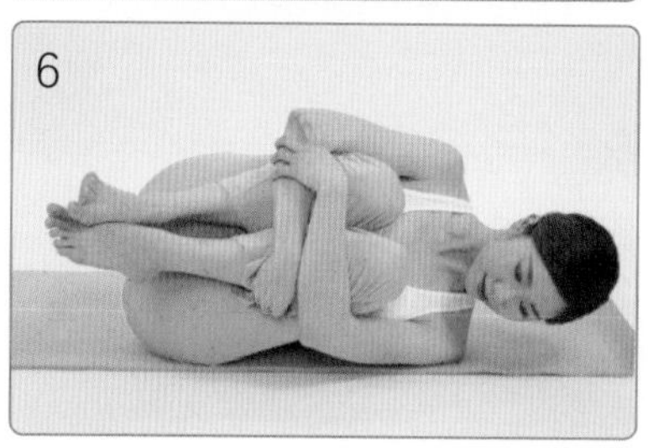
6

3.鹿戏：手脚仍着地，伸着脖子往后看，向左后方看3次，向右后方看2次，即左后右后、左后右后、左后（图8）；继而脚左右交替伸缩，也是左3次，右2次（图9）。

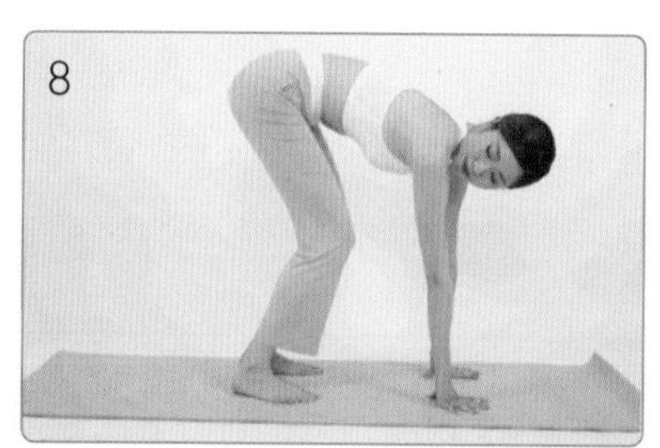
8

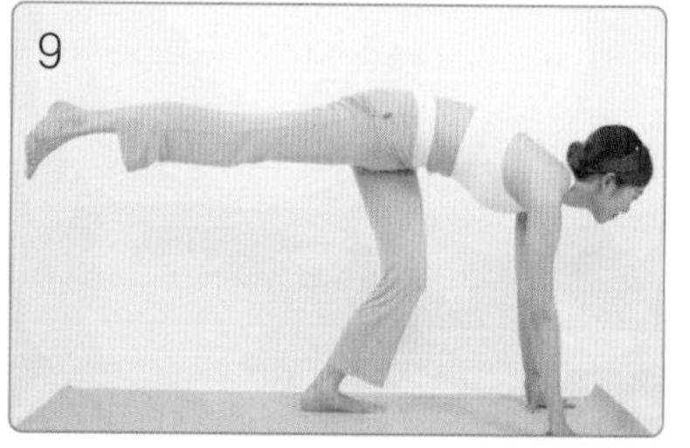
9

4.猿戏：身体直立，两手攀物（最好是高单杠），把身体悬吊起来（图10），上下伸缩7次，如同“引体向上”（图11）。在两手握杠、两脚钩杠的基础上，做一手握杠、一脚钩杠，另一手屈肘按摩头颈的动作，左右各7次（图12）。手脚动作要相互配合协调。

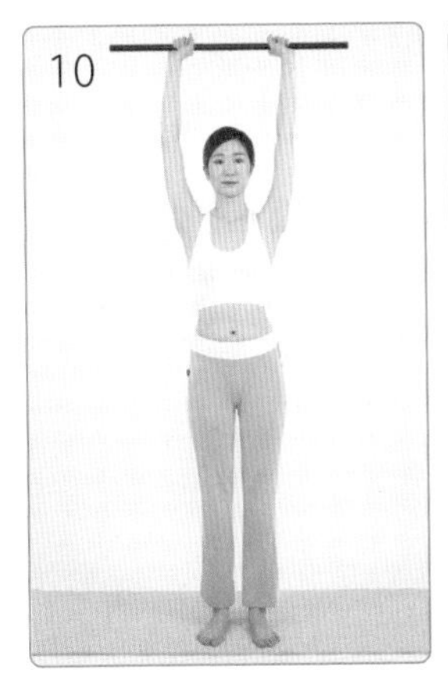

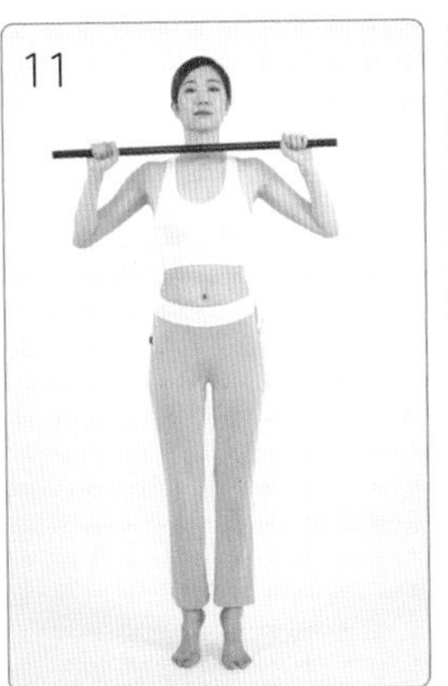

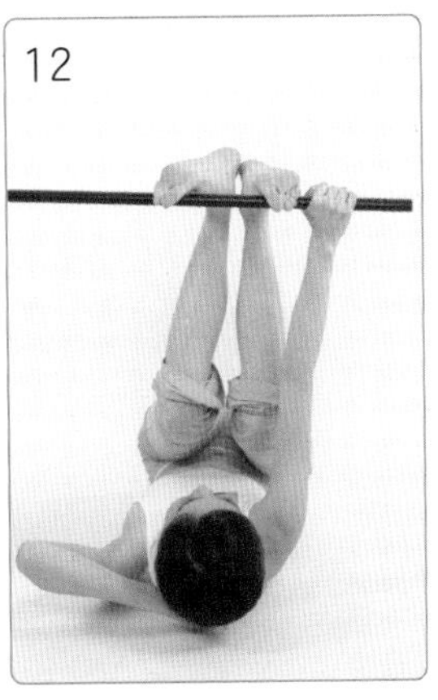

5.鸟戏：双手臂向上竖直，一脚翘起，同时伸展两臂，扬眉鼓劲，模仿鸟的飞翔（图13、图14)。坐在地上，伸直两腿，两手攀足底，伸展和收缩两腿与两臂，各做7遍（图15）。

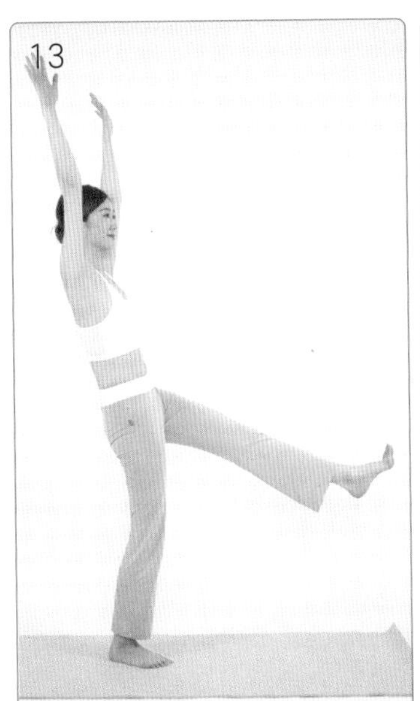

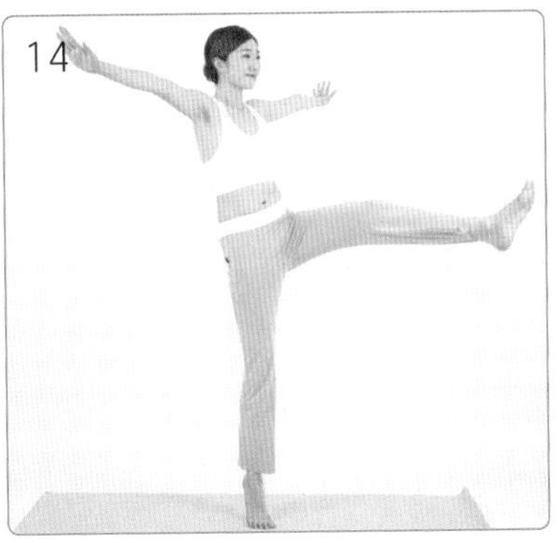

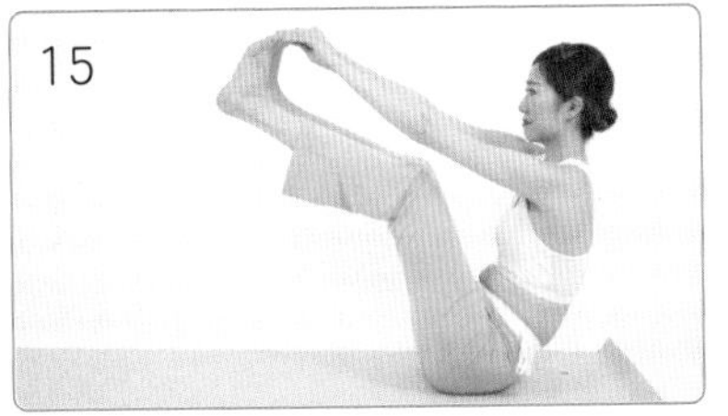

【小叮咛】

全套操练时，可根据体质灵活掌握次数，书中说的7次，不一定就是7次，体质好的可做7的倍数，直到出汗为止。

也可以在下班路上操练起来

上了一天班，大脑疲惫，体力透支，全身酸痛不适，此时最好利用一些机会简单地动一动，比如乘坐公交车或地铁时，用力握住吊环，左右手腕交替用力向下拉吊环；踮脚站立；甩甩手……都能放松身心、调节情绪、稳定血糖。

步行一段路回家

回家路上快步走一段路，再乘坐公交车或出租车，有利于增强心肺功能、调节血脂、增进胰岛素功能，对心脑血管病和糖尿病具有很好的防治作用。

时速在3千米以内称散步，3.6千米叫慢行，4.5千米称自然步行，5.5千米才为快步走（又称竞技步行）。一般说来，如果要满足中小运动强度要求，对心肺功能起到良好刺激作用，至少要达到竞技步行的时速，这个对迈步步数要求就很高了。有条件的糖尿病患者可以进行秒表测试，1分钟至少走100步。

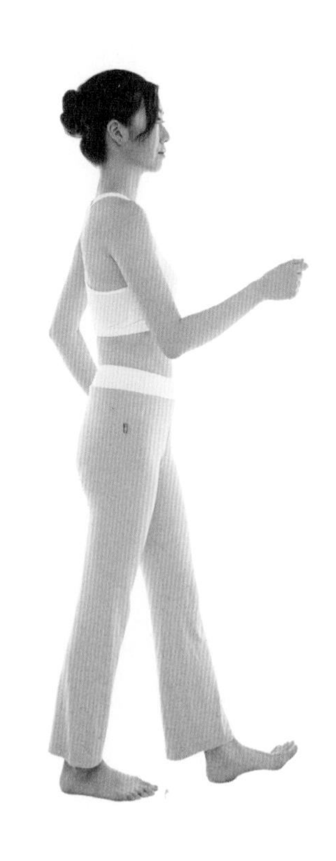

快步走时，挺胸抬头，展开双肩，让肩与臀保持在同一条与地面垂直的直线上。臀部靠后，会增加脊柱和腰部负担。自然摆臂，臂不要摆到肩以上。步伐要大，速度要快。将腰部重心置于所踏出的脚上，行走时要积极使用全身肌肉。

【小叮咛】

◎在平地上行走，对关节的损伤较小。

◎不要憋气、呼吸要正常。

◎坚持每日30分钟，可一次走完，也可根据个人身体状况分几次累计完成。

◎有心脏病、气喘或心肺功能不佳的患者，快步走时要特别注意身体反应，一感觉不舒服就要中止快步走。

上下楼爬爬楼梯

爬楼梯，简单实用的锻炼方法，每天都可以进行。每天坚持爬楼梯，不但能够增强心肺功能，还能增强肌肉与关节的力量，提高关节的灵活性，并在一定程度上加快血液循环，有利于改善人体微循环。爬楼梯时要求腰部、臀部、大腿都得发力，从而使这些部位的脂肪消耗加大，有利于减肥，对降低血糖有益。

上楼时上身微微前倾，屈膝抬腿，前脚掌落在台阶的中部，待身体稳定后再向上迈另一条腿向上爬楼。下楼时，身体略微后仰，肌肉要注意放松，前脚掌交替落在台阶的中部，等身体稳定后再换另一只脚，以免摔倒。

【小叮咛】根据自身健康状况与生活条件，选择适合自己的爬楼梯方式。比如，体质较好的患者可以一步跨两个台阶快速爬楼梯；中老年人身体素质较低，不妨慢一点往上爬楼梯。

在车上坐着做操

开车上班的久坐一族更需要利用一切可能的时间锻炼起来。与其堵车时坐在车上憋闷得难受，不妨做一些简易操来锻炼身体，改善体内循环，促进新陈代谢，缓解疲劳，稳定血糖。

1.手臂抬起放在脑后，左手抓住右手肘，右手去抓左手肘，低头向下看，深呼吸，坚持10秒即可恢复坐姿（图1）。

2.坐在车座位三分之一处，使得身体与车座留有较大的空间，后背可以尽量地后仰，同时双手抓住车座位后背，向前推出胸部（图2、图3）。

3.保持坐姿，上身尽量挺直，垂肩坠肘，右手放在方向盘上，左手后伸拉直椅背，用腰部力量转动腰部。反方向再做一遍相同动作（图4）。

4.向前伸出左手，掌心向前，左手抵住右手指，右手用力，左手则用相同大小的力度来对抗，每次坚持10秒即可。换一只手做相同的动作（图5、图6）。

【小叮咛】

◎在做第二个步骤时，最后别忘了尽量把头抬高，最好能使脸抬高45度。

◎实在不想做这套简易操，不妨坐在车里伸个懒腰吧，同样可以收获更多的氧气，缓解疲劳，稳定血糖。

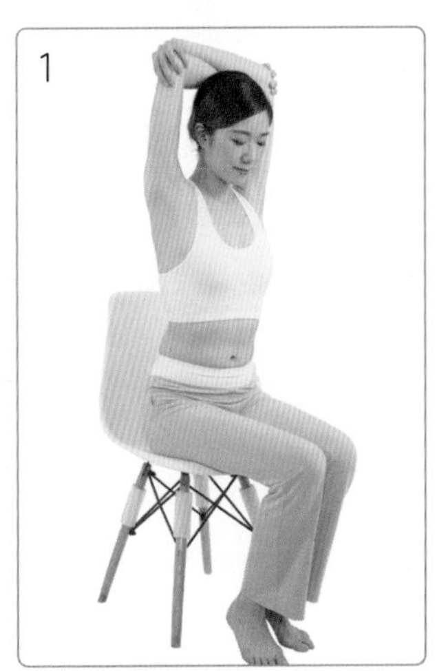

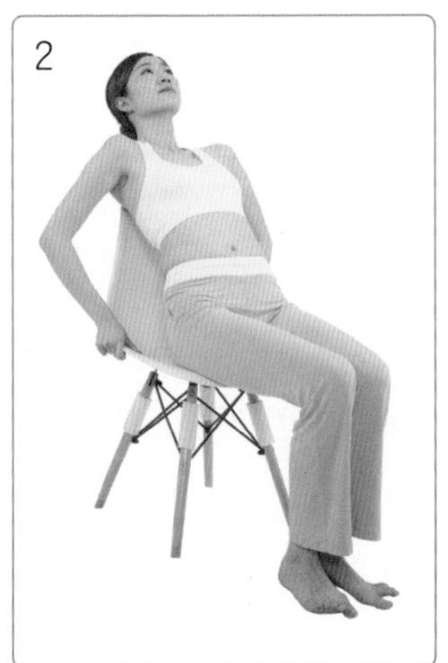

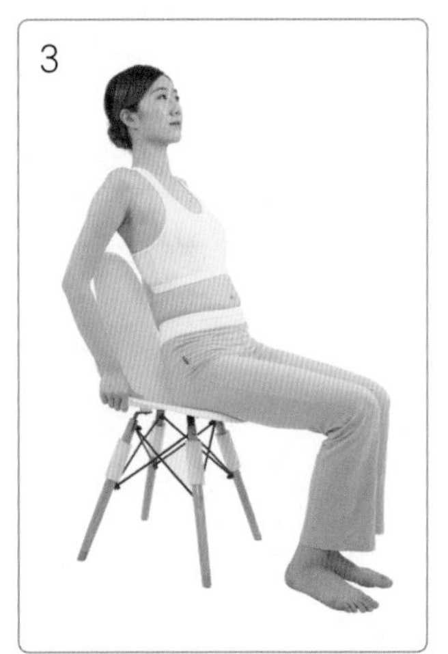

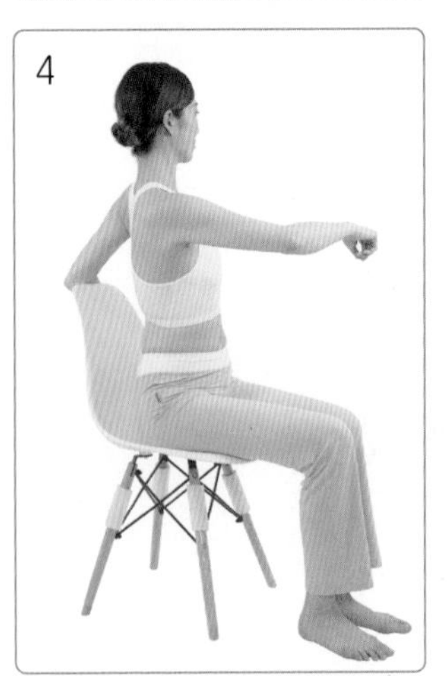

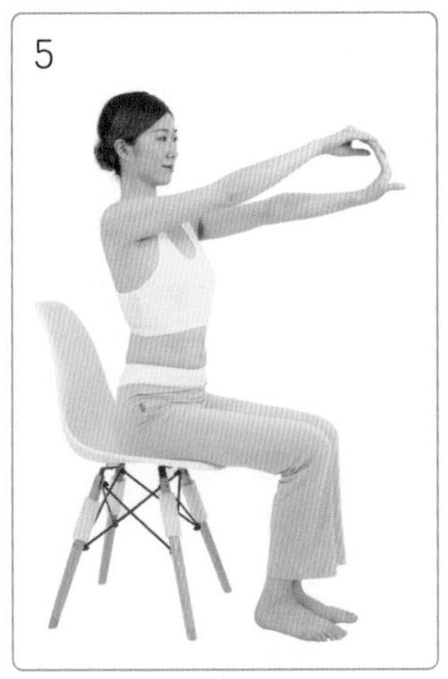

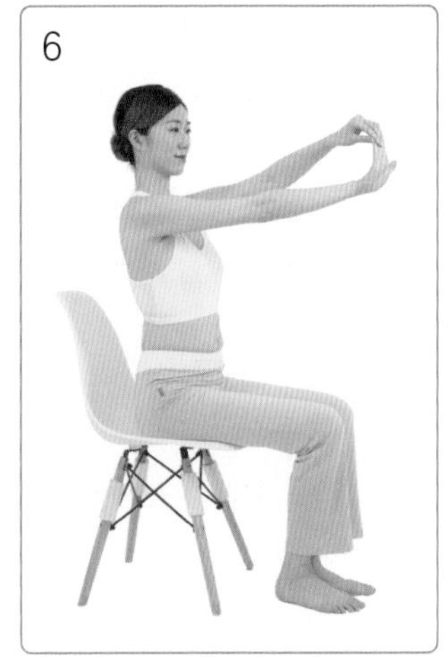

在车站站立运动

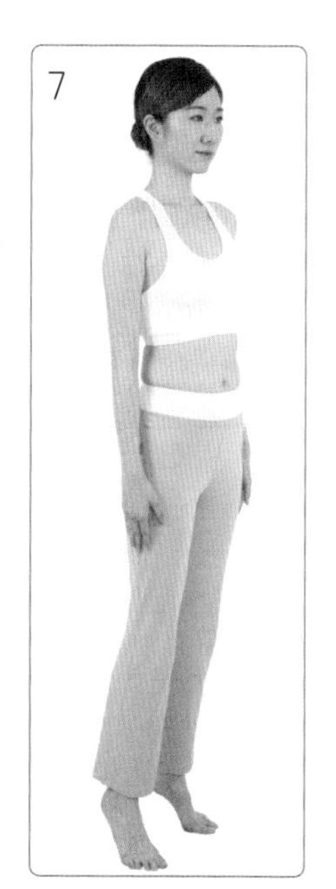

上下班走在路上或者等公交车时，经常甩甩手、踮起脚，有利于刺激大脑皮质，促进新陈代谢，改善体内微循环；还可使心肌得到足够的氧气供应，保护患者的心脏，保证患者心血管的健康，从而积极地稳定并控制血糖。

身体保持立正姿势，两脚并拢，慢慢地踮起脚尖，重心开始从脚尖落到前脚掌，放松身体；做自由落地运动，慢慢地将脚跟放下，使其轻轻地落到地上（图7）。

【小叮咛】

反复进行50次左右，逐渐增加强度，每天做1次，每次坚持10~20分钟。注意，年纪较大者，需根据自己的身体情况量力而为。

在车上坐着锻炼手指

利用坐车的时间，简单地玩一玩剪刀石头布的游戏，锻炼了双手，改善了疲劳，还能在一定程度上消耗热量，控制血糖。

1.双手依次按照“石头、剪刀、布”“剪刀、石头、布”“布、剪刀、石头”的顺序进行手指做操（图8）。

2.熟练后，可以一手出剪刀，另一手出石头。或一手出石头，另一手出布。也可以一手出布，另一手出剪刀（图9）。

8

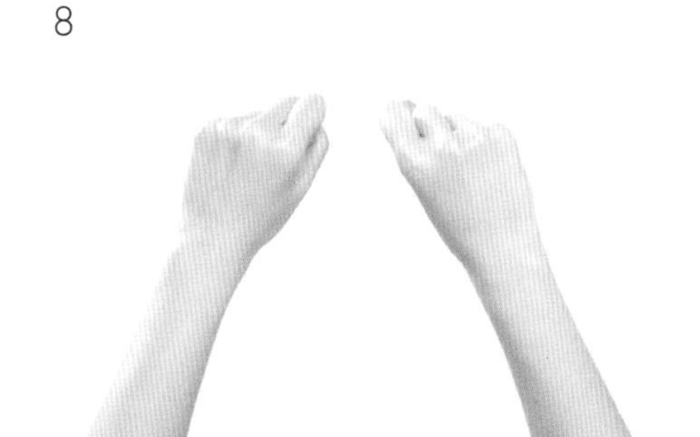

9

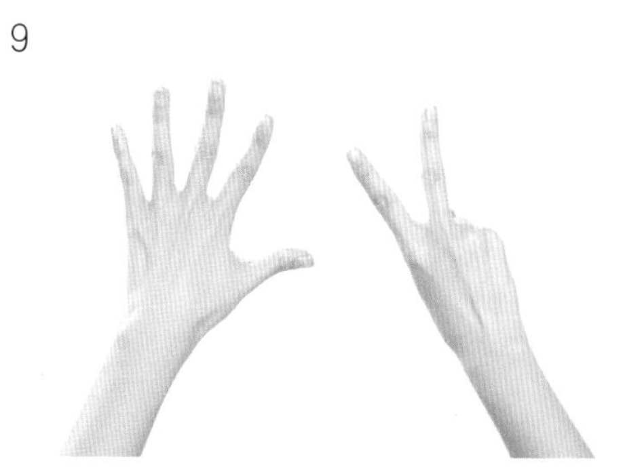

根据具体并发症，考虑运动与否

糖尿病患者运动时要因地制宜、量力而行，切不可盲目自信、急功近利或随意中断。尤其当遇到有并发症的情况，最好在医生的指导下科学运动。

1.合并糖尿病视网膜病变时，最好不要轻易运动了。视网膜微血管一旦出现异常，过量运动或勉强运动只会加重眼底不适，甚至使得较大血管发生玻璃体破裂而出血，增加视网膜脱离的可能性。

2.合并周围感觉神经病变时，最好进行非承重性的运动，比如游泳、骑自行车或者上臂运动。

3.合并自主神经病变时，在运动前最好检查一下心血管功能。因为自主神经出现问题，心脏对运动的反应变慢、存在体位性低血压问题、体温调节紊乱、瞳孔调节功能受损、口渴感觉受损，都可能增加运动过程中发生损伤的可能性。

4.出现较严重的肾脏并发症时。过量运动会使肾脏的血液流量明显增加，尿蛋白的排出量也会增加，加重肾病。

5.合并急性感染、活动性肺结核患者以及合并严重的心肾并发症患者，最好不要进行运动，尤其不能过量运动，以免加重病情，也不利于稳定血糖。

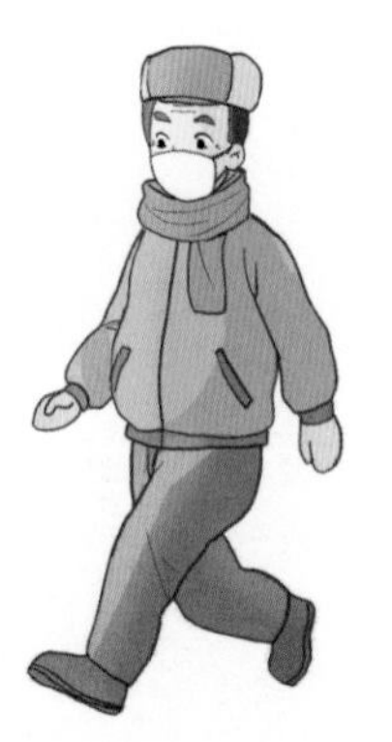

糖尿病患者运动前还得考虑并发症的影响

尽量在 18 时之前吃晚餐

每个人每天都需要正常地进食晚餐，及时给身体补充能量。糖尿病患者却常常认为晚餐几点吃无所谓，甚至不吃更有利于控制血糖。你觉得呢?

晚餐不宜吃得太晚

晚上人体的新陈代谢缓慢，吃得太晚反而不利于控糖，这是为什么呢?

吃得太晚，可能会导致吃完晚餐就到睡觉时间了。睡觉的时候，肠胃就倒霉了，得加班工作，容易使肠胃受损，甚至有可能影响睡觉。久而久之，肠胃会出问题，睡眠质量变差，对血糖控制非常不利，甚至还会引起其他问题。

吃得太晚，大量血液就会去帮助肠胃工作，容易导致睡觉时大脑供血不足，引起大脑缺血缺氧，非常不利于糖尿病合并心脑血管疾病的病情稳定。

晚餐几点吃合适

糖尿病患者最佳的晚餐时间是傍晚17~18时，最晚不超过19时。这样的晚餐距离睡觉还有一段时间，足够让食物在肠胃内充分消化。

不能因为控糖不吃晚餐

糖尿病患者最关心的问题就是把血糖降下来，但其实这不完全正确。糖尿病患者更应该做到平稳降糖，在降糖过程中尤其注意避免低血糖的发生。

首先，最危险的血糖不是高血糖而是低血糖。血糖太低，细胞的生理活动不能正常进行，生命岌岌可危。正常人的血糖低于2.8mmol/L才算低血糖，但是糖尿病患者因为本身对血糖的利用能力就不好，所以血糖低于3.9mmol/L就算低血糖。发生一次低血糖的后果可能抵消一辈子对高血糖的控制结果。

其次，危害最大的情况不是高血糖，而是血糖的波动。血糖波动对血管内皮的损伤会更大，发生并发症的风险也会更大 。

不吃晚饭，意味着从下午开始到第二天早晨，足足有十几个小时得不到能量补充，机体不得不通过分解脂肪来弥补能量的缺失，这样会反射性地引起血糖升高，还会因为脂肪分解产生的酮体给身体造成伤害。久而久之，血糖变得紊乱而难以控制。

晚餐吃什么有利于控糖

糖尿病患者不能不吃晚饭，也不能太晚进餐。那么,晚餐应该吃点什么呢？不论吃什么，都得确保人体从晚餐中获取全天总热量的五分之二。晚餐可适当减少主食的摄取，而且主食要粗细搭配，以利于消化，并相应增加瘦肉、豆制品、蔬菜等的摄入量。吃的食物种类还是要多一些，加强营养，但原则是不增加热量的摄入。

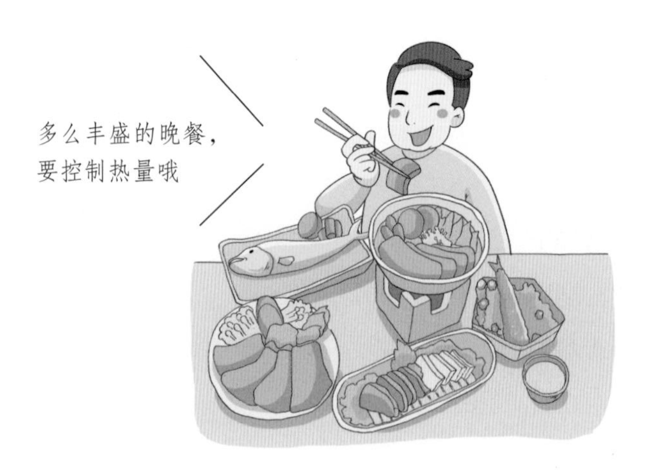

聚会时，酒还是别喝了吧

糖尿病患者要严格控制饮食，一般在家时控制饮食还是比较容易的，但在外聚餐或和亲友吃顿便饭时，面对一桌的美食，“管住嘴”本来就够难了，更何况还有美酒相伴。

喝酒不利于稳定血糖

对于糖尿病患者来说，酒会生内热，应为禁忌之物，最好不喝或者少喝！酒精伤肝，损坏胰腺，导致人体消化功能受损，糖的代谢也就容易出现障碍。酒喝多了，还会使热量摄入超标，对控制血糖与体重都不利。而且糖尿病患者喝太多酒，还容易促使高血压、血脂异常、痛风等并发症的发生与发展。

糖尿病患者应该绝对戒酒吗

糖尿病患者原则上是应该绝对戒酒的，那么，有人说了：“我有糖尿病，我每天都喝个两三口，也没什么问题。”实际上，糖尿病患者情况各不相同，对于血糖水平控制稳定的患者，一次饮用20毫升左右问题不大，但是对于正在服药的糖尿病患者来说，饮酒是很有风险的，还是严格禁止的好。

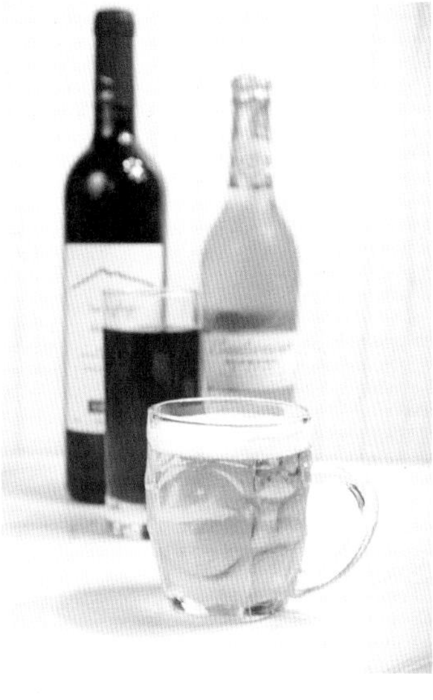

专题——冯凯主任重点说：糖尿病患者坐飞机事宜

有时候因工作、旅行的缘故，需要坐飞机出远门，糖尿病患者应该带上哪些物品，做好哪些准备呢？

物品	注意事项
医疗证明	根据《中国民用航空局关于限制携带液态物品乘坐民航飞机的公告》，对于糖尿病患者，可以携带足够量的胰岛素制剂，以及带针头的皮下注射器，但需要出示医疗证明。具体以航空公司的规定为准，可以在起飞之前落实
胰岛素	◎通过安检时，要请安检人员可视地检查胰岛素和糖尿病用品，不可通过 X 光等设备，以免影响胰岛素的稳定性 ◎如果出国旅行出差，应当及时向旅行社、航空公司、当地地接等说明你的病情，以避免高昂的医疗费用；在一些国家可能由于各种原因买不到胰岛素，这些问题对于慢性糖尿病患者来说，都是需要提前考虑到的 ◎登机后应该妥善保管好胰岛素，避免胰岛素受到挤压或者与发热源放在一起，例如平板及笔记本电脑、充电宝等 ◎如果遇到长途旅行、飞机餐进食等情况，糖尿病患者往往需要注射胰岛素，所以一定要将胰岛素随身携带，最好购买专门放胰岛素的包存放
注射器	医疗器械等必须有标识，以便航空公司安检
血糖仪	如果外出旅行、出差时间较久，应该随身携带一个便携型的血糖仪

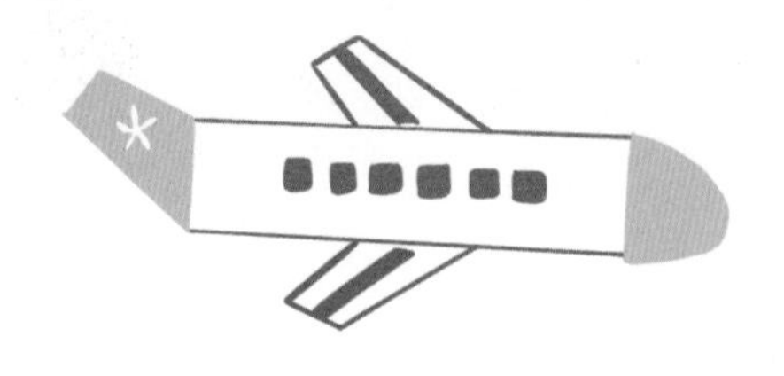

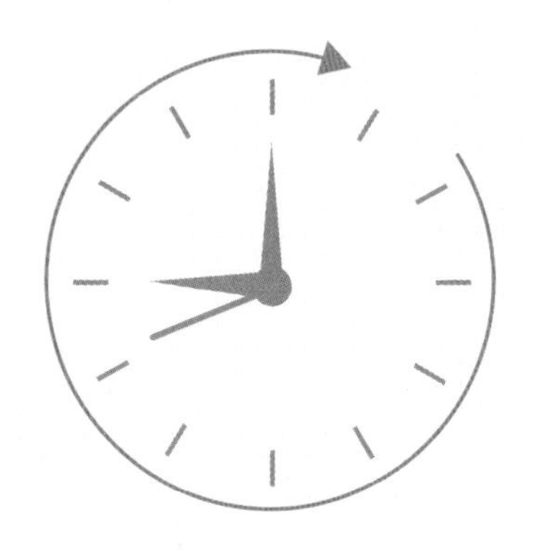

第七章

晚餐后 21~22 时放松，夜间控糖不间断

吃过晚餐，什么时候去睡觉、要不要进行餐后活动……诸多问题值得糖尿病患者深究。晚餐（正餐）和睡眠至少应该有 3 个小时间隔，让肠胃充分消化食物。晚餐后能否轻微活动，还得考虑血糖是否允许。晚餐后一般再过三四个小时，就进入睡眠状态了，因此餐后血糖的检测、如何控制晚餐后的血糖，应该是最重要的环节了。

晚餐后 2 小时，继续监测血糖

一些糖尿病患者对测量血糖有些错误的认识，有人觉得空腹血糖没什么意义，只要身体没有不舒服，就“不必管”；有些人觉得午餐后测过血糖即可，晚餐后的血糖没必要监测。

其实这些都是不正确的，医学上的检测流程往往都是经过大量临床累积出来的经验，餐后血糖本身是一个非常有价值的监测指标，它反映了胰岛β细胞的储备功能，即进食后食物对胰岛β细胞产生刺激后，β细胞分泌胰岛素的能力。若功能良好，周围组织对胰岛素作用敏感，无胰岛素抵抗现象，则餐后2小时血糖值应下降到傍晚空腹血糖水平，一般应低于7.8mmol/L。若功能良好，甚至一些糖尿病患者分泌胰岛素比正常人还高，却由于周围组织对胰岛素抵抗或抵抗不明显，但胰岛β细胞功能已较差，则餐后2小时血糖会明显升高。

因此，监测餐后2小时血糖很重要，一些2型糖尿病患者空腹血糖正常，餐后血糖却很高。如果患者只关注空腹血糖，而不关注餐后血糖，可能会耽误病情。

那么，晚餐后的血糖监测为什么也非常重要呢？这是因为如果晚餐后血糖长期都是升高的容易出现各种代谢紊乱问题。

在医学上，不管是午餐后还是晚餐后，血糖如果长期超过11.1mmol/L，容易出现糖尿病眼、肾、神经等慢性并发症。因此晚餐后2小时血糖也应该控制在11.1mmol/L以下，对于年事已高的糖尿病患者或并发症较重者，餐后2小时血糖可适当放宽为7.8~11.1mmol/L，但都要密切关注他们的血压及血糖状况。

睡眠好坏也能影响血糖

对于健康的人来说，长期睡眠不足也会破坏人体生物钟，身体为了保持血糖平衡，不得不释放更多的胰岛素，长期下去人体对胰岛素敏感度降低，一旦人体内的胰岛素失控，就会引起体内的蛋白质、葡萄糖、脂肪和水等一系列代谢紊乱，最终导致糖尿病症状出现。

睡眠对血糖的影响究竟有多大

众所周知，熬夜对身体伤害大，尤其是对糖尿病患者，睡眠不好的话极易使血糖升高。当然，也有一些人并不是不想好好睡觉，而是失眠导致难以入睡。不论是熬夜还是失眠，都会在一定程度上增加人体皮质醇和肾上腺素的活跃度，从而影响体内糖的正常吸收与代谢，进一步引起血糖波动异常。

科学研究也已经证明，睡眠不足会影响胰岛素分泌，继而影响人体的代谢系统。如果每天连8个小时都睡不够的话，患糖尿病风险就会提高。作为人类高发疾病之一，糖尿病目前尚无法彻底治愈，对我们的生活质量影响颇大。因此，无论是否有糖尿病病史，都应该保证充足的睡眠。

一般来说，糖尿病患者最好能在晚上11:00前入睡，每天要保证至少7个小时睡眠时间，以便更好地控制血糖。为了帮助糖尿病患者更好地防治失眠，最好注意下面的小细节。

◎睡前1小时不要锻炼身体，以免体温升高而影响睡眠。

◎临睡前最好能够洗个热水澡、读读书或者听听舒缓的音乐，哪怕做个深呼吸，都能够帮助放松身心。

◎选择一个舒适的环境，被子要轻柔保暖一些，睡衣最好舒适一些。

◎就寝环境也可以适时营造。比如可以将薰衣草、甘菊精油滴入装有水的空香水瓶内，喷洒在床的四周，可有效帮助入睡。

贪睡对血糖来说，也不是好事

另外，值得一提的是，睡懒觉对身体也是有害的。经常睡懒觉，血糖容易大幅度波动，加重病情。早上一般血糖会比较容易升高，此时身体急需降糖药物来平衡血糖，若是因为睡懒觉未能按时服药，容易使血糖上升，增加心血管、肾脏并发症的发生。若是长期服用胰岛素的患者，一旦睡懒觉没来得及吃早饭，容易引发低血糖，进而导致意外的发生。

可见，糖尿病患者最好及早改掉睡懒觉的坏习惯，养成规律作息时间，真正做到早睡早起。每天早晨起床后及时测量血糖，血糖过高则服药，血糖偏低，则及时吃早饭。

糖尿病病人要注重睡眠安全

对于糖尿病患者来说，夜间低血糖也是需要重视的。临床试验表明，不管是1型糖尿病和2型糖尿病都有可能出现夜间低血糖，表现症状为易惊醒，而且伴有头晕、胸闷、心慌、出虚汗等症状，入梦后反复做噩梦等。如果糖尿病患者出现这些症状，应该及时就医，别不当回事；还要注意睡前不进行大量运动，必要时可咨询医生是否要在睡前加餐。

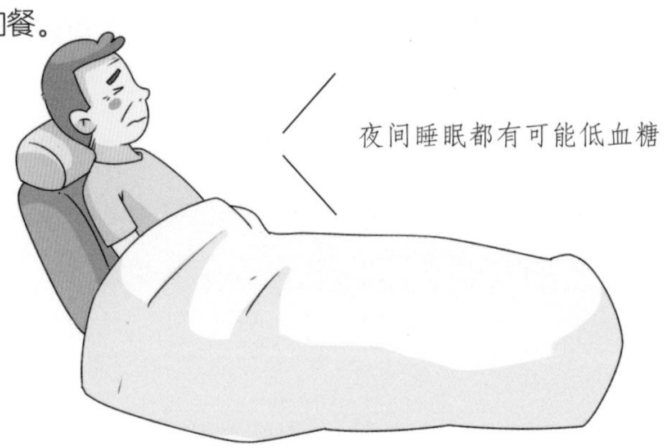

有助于降糖的睡前放松运动

轻柔的睡前瑜伽练习、睡前冥想等可以帮助糖尿病患者放松身体，放松情绪，稳定血糖。不过需要提醒糖尿病患者，不宜在睡前做难度大的瑜伽动作，以免引起精神过度兴奋，反而入睡困难。

1.端坐，上身挺直，双腿前伸，双手平放在臀部两侧的地面上。弯曲左膝，使左脚跟贴近右侧大腿内侧保持左膝部贴地（图1）。

2.吸气，上身挺直双手由体侧向上高举过头顶（图2）。

3.呼气，双手拉住伸直的右腿，收紧腹部，眼睛注视脚尖部位（图3）。

4.还原后，换腿再做。

如果最近你总是感到心情烦躁、精神疲惫、头脑紧张，可以利用看电视的时间，练习这套动作，有利于释放压力，舒缓全身，稳定血糖与血压，还能促进睡眠。

【小叮咛】呼吸要保持均匀、顺畅。练习时背部不要拱起，弯曲的膝盖不要上翘，最好紧贴地面。

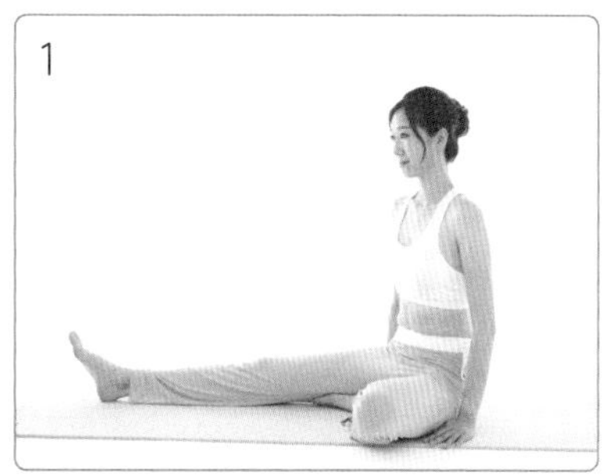
1

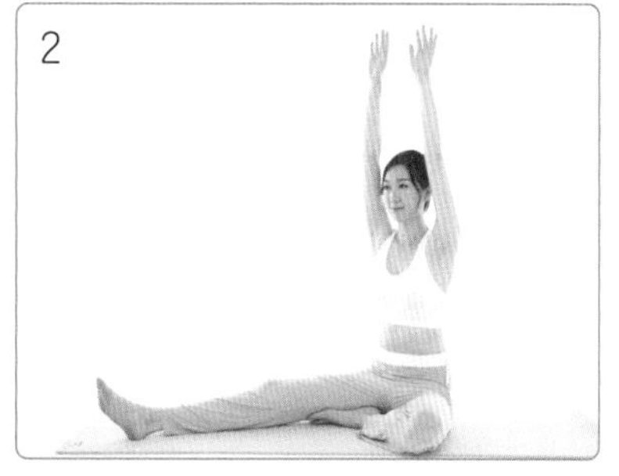
2

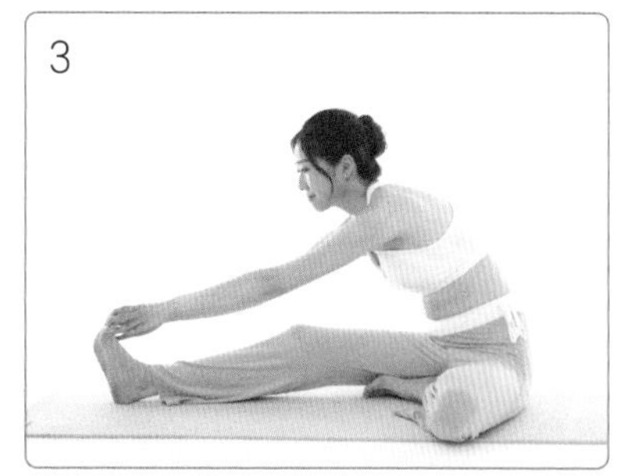
3

洗澡不能太随意

有人说，洗澡水容易引起血糖波动。也有人说洗澡能够放松神经、促进睡眠。偏偏糖尿病患者需要稳定血糖、保护皮肤，这就不得不提及洗澡这一问题。糖尿病患者不得不思考：到底怎样洗澡、洗澡时又有哪些注意事项？

早点洗澡，才能促进睡眠

你知道吗？等到体温降到特定温度时，人体才会有困意，催促身体赶紧睡觉。也就是说，如果睡觉前体表温度升高，则会影响正常入睡。洗澡可以促进血液循环、缓解疲劳，但也会让身体体表温度升高，会抑制大脑褪黑素的分泌，从而影响睡眠。

所以，我建议最好在睡前一小时洗澡，到了睡觉时间，体温已降到合适的温度，更容易入睡。

气候差异，洗澡也不一样

糖尿病患者由于长期处于血糖高的状态下，免疫力功能低下，加上一些地区春夏季节气温高，空气湿度大，皮肤更容易成为细菌病毒的温床，一旦出现破溃，很容易感染，并延绵不愈。

南北方气候差异较大，对于北方地区的糖尿病患者来说，洗澡不宜过勤，这样很容易损伤皮肤、造成皮肤干燥，不利于皮肤养护；对于南方地区的糖尿病患者来说，如果出汗过多要尽快擦干汗水，以免汗水浸渍皮肤，尽量别用有刺激性的香皂和沐浴液，而且洗完澡一定要擦干。

洗澡时间不宜过长

健康的人洗澡时间过久或者水温过高时，由于大脑和内脏的血液供应减少，人就会出现眩晕、眩晕、恶心、虚脱等症状，很容易发生意外。对于糖尿病患者来说，除了这些潜在危险之外，洗澡环境一般比较封闭，更容易发生意外，因此洗澡时间不宜过久。

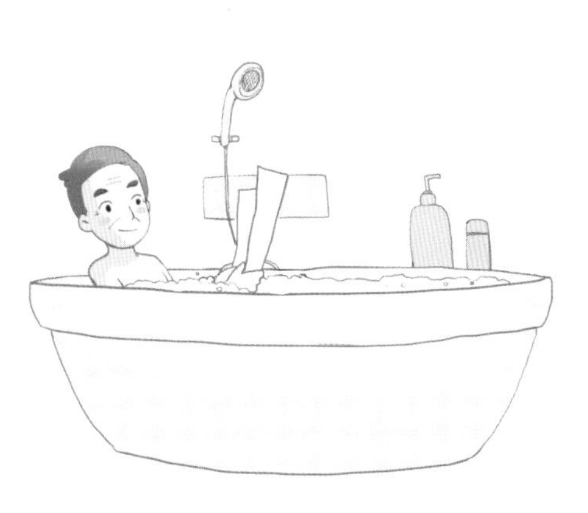

洗澡是挺舒服的，但是要注意安全

水温同样很重要

由于糖尿病患者多数并发神经病变，末梢神经对温度及疼痛的感觉减退，不能准确判断水温是否合适，不慎烫伤时又不能及时感知疼痛。因此，39℃以下的水温才适合糖尿病患者，泡澡时最好能准备温度计测量。

另外，应选择空气通畅的空间泡澡，以避免在温度太高、空气还不流通的情况下，由于缺氧引起心梗等心脑血管疾病的意外发生。

有些糖尿病患者不适合睡前洗澡

洗澡也不是所有糖尿病患者都适合的，比如：

1.糖尿病患者若是血压不稳或刚喝过酒不宜洗澡。

2.刚服过降糖药或打胰岛素也不宜立即洗澡。

3.皮肤溃烂的糖尿病患者不应当泡澡，有加重局部感染的风险。

4.空腹的糖尿病患者不宜洗澡。洗澡的消耗大，发生低血糖的风险明显升高。

睡前这么做，呵护双足

糖代谢紊乱，足部比较容易被连累，一些病理症状会接踵而至。所以，及早控制病情很重要，同时日常生活中，对足部的护理也需要重视。

1.每晚检查双脚：检查重点包括双脚是否有脚癣、擦伤、水疱等，皮肤是否干燥、皲裂；脚趾甲是否异常、肿胀等。检查时要确保光线充足，看不清的地方可以找人帮忙打个光。

2.注意足部卫生：每晚用温水泡脚，脚趾缝也要清洗，保持足部清洁干爽。泡脚时间不宜太长，尤其是足部皮肤有裂口的，时间更得缩短一些。泡完脚，用毛巾轻轻地擦拭，脚趾缝也要擦干！擦干后可以涂抹一些润肤膏，防止皮肤干裂。

3.每晚检查鞋子：如果发现鞋子有粗边、裂痕，应该及时修补。还要查看鞋内有没有石子、沙砾等，以免磨损双脚。

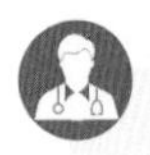

降糖精修班

泡脚也得小心点

糖尿病患者一定要避免使用温度偏高的水来泡脚，因为糖尿病患者触觉通常都会迟钝，一不小心将脚烫伤，形成溃疡，治疗难度会大大增加。

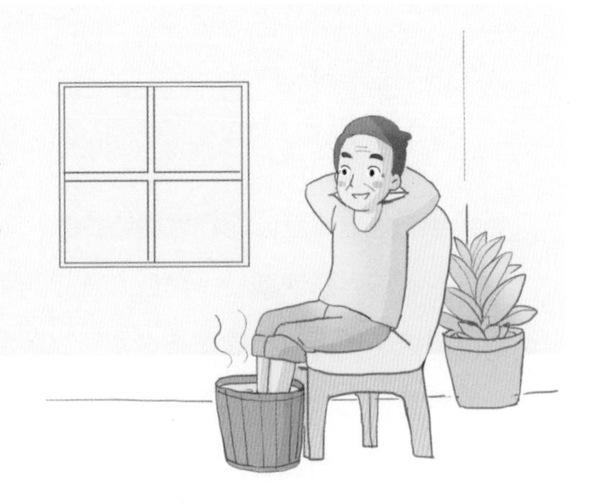

临睡前还需要加餐吗

对于糖尿病患者来说，一般都会在两餐之间加餐，但是睡前是否可以加餐、如何加餐呢？这应该在专业医生的科学指导下进行。

哪些人适合睡前加餐

晚上加餐是为了补充血液中的葡萄糖，这样才能保证在整个夜晚，血糖不至于过低，能够维持在正常范围之内；但是睡前究竟加不加餐主要由睡前的血糖水平来决定。

如果糖尿病患者餐后血糖水平正常或接近正常，那么每天睡觉前可以少量加餐。如果糖尿病患者睡前血糖偏高，则没有必要加餐；反过来，如果睡前血糖水平偏低，则应该在医生指导下进行加餐，牛奶、粗粮饼干等是不错的选择。

睡前加餐也要讲科学

对于糖尿病患者来说，科学饮食才是健康生活的保障，夜间低血糖危害也是相当大的，那么具体应该如何做呢？

1.注意不要暴饮暴食、大吃大喝，应当有意识地控制晚餐，不要吃得过饱，以免增加肠胃负担，引起血糖波动，同时还要为睡前加餐留有余地。

2.糖尿病患者睡觉前已经明显出现低血糖症状时，就要及时加餐，可以马上喝一杯蜂蜜水，平衡血糖。

3.对采用中、长效不同胰岛素剂型或胰岛素用量过大，以及饮食量不足的糖尿病患者，要注意监测晚餐后2小时和睡前血糖值，必要时加餐，防止夜间低血糖的发生。

夜间加餐吃点什么

了解夜间低血糖的危害后，我们也要了解睡前加餐的方法和加餐食物的选择，一般建议糖尿病患者睡前可以适当食用苏打饼干、蔬菜、无糖牛奶等食物，这些碳水化合物进入血液的速度是缓慢持久的，对保持血糖平衡是很有好处的，但是具体吃多少加餐，还要根据每个人的睡前血糖监测水平进行判定，如果睡前血糖很高的话，可以少进食一些碳水化合物。

需要注意的是，水果不是很适合作为睡前加餐食物，这是由于水果品种多，含糖量高低难以掌握，不容易达到持久维持血糖平稳的目的。

那么可供参考的加餐食物有哪些呢？糖尿病患者可以根据下表和自己的喜好进行选择。

种类	代表食物
蛋白质食物	蛋类，乳类及其制品（如酸奶、奶酪等），肉制品（如瘦肉、鱼肉）、豆制品（如豆腐脑、豆浆）等
碳水化合物食物	各种薯类食物如土豆、红薯等，全麦面包，点心，熟玉米棒等

总之，睡前的加餐食品首先考虑摄入量，不能因为参考食物碰巧自己很喜欢，就大吃特吃，导致血糖超标等问题出现；其次，加餐后还是应当适当活动活动，避免血糖迅速升高又造成不适；最后，可以根据饮食参考选择自己喜欢的食物加餐，糖尿病患者的心情调节也非常重要。

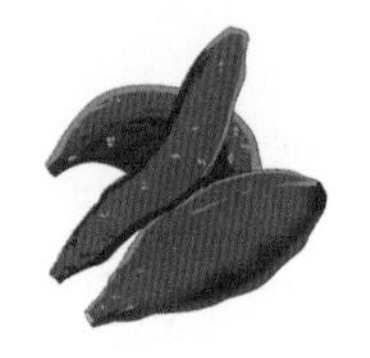

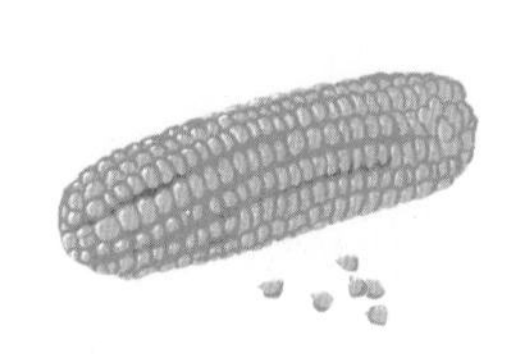

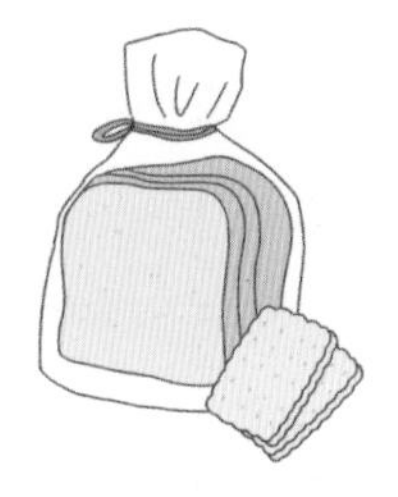

临睡前最好再测一次血糖

如今人们生活质量提高，睡前许多人都习惯看电视、刷手机，顺便吃零食，如果摄入过多，难免造成血糖升高的情况，还有些人晚餐吃得少、晚餐前服用了磺脲类药物或打了胰岛素，睡前可能会出现低血糖的症状，但是因为不明显而被忽略，这对身体的危害极大，严重者可引发急性心脑血管疾病，因此糖尿病患者最好做睡前血糖监测。

何为睡前血糖

“睡前血糖”顾名思义，是指晚上11点入睡之前的血糖。它反映的是胰岛β细胞对晚餐后高血糖的控制能力。监测睡前血糖主要是为了指导糖友们夜间合理掌握用药量（包括注射胰岛素），以及是否需要加餐。

睡前血糖的正常值是多少？一般来说，糖尿病患者睡前血糖如果低于6.0mmol/L，则需要加餐，谨防低血糖。

睡前最好测一下血糖，以免引起夜间低血糖

哪些人需要测睡前血糖

胰岛素治疗患者易发生夜间低血糖，机体出于自我保护，会通过负反馈机制，使具有升糖作用的激素分泌增加，使血糖升高。这种血糖先低后高的现象，又称为“苏木杰现象”。所以睡前血糖监测有助于判断胰岛素用量是否合适以及晚餐进食量是否足够。

专题——冯凯主任重点说：成人晚发自身免疫性糖尿病病人的预后生活

成人晚发自身免疫性糖尿病（LADA）的治疗，不应该怕麻烦，听从医生的安排，要么药物治疗，要么胰岛素治疗。治疗的同时还得注意预后生活，尤其是饮食方面。

1.LADA患者在吃的过程中要注重粮食粗细搭配，鱼、蛋、奶要适量。

2.LADA患者要少吃高盐高油的食物，特别是动物油脂，例如猪油、肥肉、奶油等，对身体健康不利，烹饪食物时尽量采用清蒸、水煮、凉拌、炖等方式，而少用煎、炸、烤的方式。

3.LADA患者要控制食用水果的数量，当血糖失调比较严重的时候，就应该少吃水果；当血糖控制稳定时，可以尝试在两餐之间进食水果，此时正餐的食物被消化了大半，血糖值正常的话已经开始回落，吃水果应该不会引起太大波动。

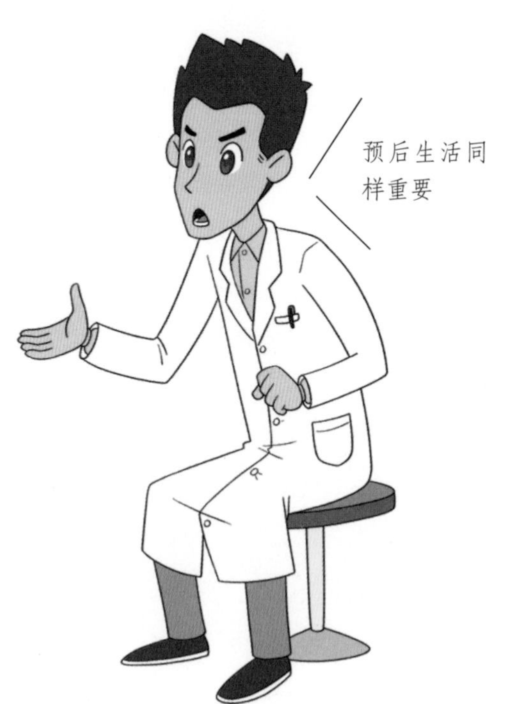

不管怎么说，LADA患者一定要养成健康的生活习惯，尤其是饮食习惯。久而久之，可以感受到身体逐渐向好的方面的变化，人的精气神也会不一样。

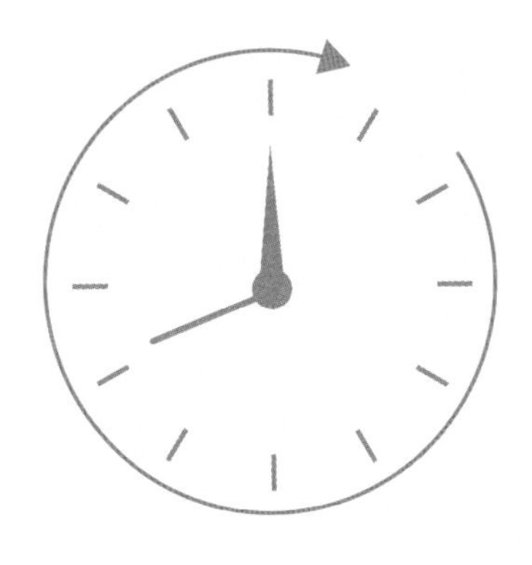

第八章

凌晨时分，你的血糖稳定吗

凌晨时分空腹血糖往往会升高，这是怎么回事呢？为了甄别到底是“黎明现象”还是“苏木杰现象”，这就离不开监测夜间血糖。其实，黎明现象在正常人身上也时常发生，但糖尿病患者需要高度重视。夜间检测血糖似乎有点麻烦，却是糖尿病患者不能偷懒的事情。

凌晨 0~3 时也需要测血糖吗

人体入睡后，代谢水平会降低，正常情况下，此时应该是一天当中血糖最为平稳的时刻。但是如果出现夜间血糖不正常的情况，对糖尿病患者来说，是潜在的危险，例如糖尿病患者在凌晨时出现头晕、出汗、心悸等症状，可能是出现了低血糖，如果不能及时做出相应的自救措施可能耽误病情，因此凌晨0~3点也是有必要监测血糖的。

【结果分析】

1.如果凌晨3点的血糖很高，空腹也很高，提示基础胰岛素的剂量不够，可以加大基础胰岛素的剂量，把血糖再往下压一压。

2.如果凌晨3点的血糖很低，发生低血糖，空腹的血糖很高，提示低血糖后的反跳性高血糖，提示基础的胰岛素应该减量。

3.如果凌晨3点的血糖是正常的，5~7mmol/L，在可接受的范围之内，空腹血糖很高，提示这个人受生长激素、皮质醇分泌的影响。

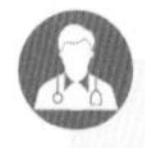

降糖精修班

凌晨3点测血糖算不算空腹血糖?

凌晨3点血糖的正常值，一般晚上10点以后如果不再吃东西，到凌晨3点这段时间内基本上算是一个空腹状态的血糖，所以凌晨3点血糖的正常值，就按照空腹血糖的正常值来决定。

如果在凌晨3点之前吃东西了，血糖可能就会发生变化，就不是空腹血糖了，可能会成为餐后血糖或者是随机血糖。

夜班工作者血糖容易高

有些糖尿病患者可能会因为工作性质、家庭等原因，不得不进行夜班工作。所谓的夜班工作多数从15~24时开始，3~8时结束。警察、医生、护士、记者、巡夜保安、司机、铁路工作者、24小时便利店店员……这些岗位中有很多是“昼伏夜出”的夜班工作者。

夜间工作血糖波动大

夜班工作是打破昼夜节律的工作形式，即使白天睡一整天，但是如果长期黑白颠倒，身体也很容易出现代谢葡萄糖的激素生成不足的情况，不仅体内的胰岛素分泌减少，还会增加胰岛素的抵抗，导致更多皮质醇释放。皮质醇释放过多会让人体血糖升高，并降低β细胞的活性，使早晨的高血糖现象更容易出现，长此以往，很容易患上慢性糖尿病或者加重慢性糖尿病病情。而且，夜班工作者的糖化血红蛋白水平明显高于白天工作者和不工作之人。

因此，如果长期从事黑白颠倒工作，要定期监测血糖；已经患上慢性糖尿病的患者，更不能因为上班，而不监测血糖。

如何监测血糖

一夜工作结束，白天休息前，先监测空腹血糖，并记录下监测时间。吃过早餐，等一会，再去补充睡眠，睡醒后监测早餐后2小时的血糖。

夜间工作者还得预防低血糖

夜间低血糖是糖尿病患者经常会遇到的问题，尤其是对老年糖尿病，它的危害也比较大。日常生活中，糖尿病患者需要加强对夜间低血糖的预防。

夜间低血糖发生的原因

年纪大的糖尿病患者晚间低血糖的出现常常是因为患者没有认真遵守医嘱进行服药，私下改变胰岛素等药物的用量尤其是独自增加另外的药物。

也由于患者服药后未能合理的控制饮食，进行剧烈运动或大量的运动后未能及时的加餐。

另外，患者自身的胃肠道消化疾病也会对夜间低血糖症状产生影响。

夜间加餐预防低血糖

夜间加餐预防低血糖的注意事项：

1.夜间主食选择上以清淡为主，而且不宜吃得过饱，以免增加肠胃负担。可以适当吃一点粗粮，这些粗粮在胃里消化的时间长，血糖上升速度较慢。

2.夜间加餐不要喝过多的汤，一方面是由于夜间饮用汤类，难免摄入过高盐分，容易增加肾脏负担。而且，光喝汤，饿得也会很快。

3.不能因为夜间赶时间而吃饭过快，吃得太快容易引起血糖升高，一般在十几分钟内，在分泌高峰中，消化酶的浓度会达到最佳的消化点，有利于营养的分解和吸收。

5 时左右，警惕糖尿病黎明现象

糖尿病患者，晚上血糖表现良好，没有出现低血糖，但在即将天亮的那一瞬间出现高血糖或胰岛素需求增加的情况，就是所谓的“黎明现象”。

血糖“黎明现象”的原因

糖尿病患者出现“黎明现象”，一般是由于人体胰岛素不断增加分泌导致的，人体为了与血液中增加的胰岛素拮抗激素抗衡，只能分泌更多的胰岛素，才能保证血糖维持在合理的范围。但是，糖尿病人已经发生胰岛细胞功能缺损，难以增加胰岛素分泌，容易出现“黎明现象”。除此之外，还有可能是因为：

1.一些糖尿病患者为了防止晚上发生低血糖，减少了前一晚的降糖药服用量或者胰岛素注射量。

2.糖尿病患者晚饭用餐时间比较晚、进食量过大、睡前吃零食等，也容易导致第2天出现“黎明现象”。

黎明现象出现后的补救

糖尿病患者进行密切监测血糖后，如果发现出现“黎明现象”，要适当增加睡前胰岛素注射量或增加药量(在医生指导下调整)，以免清晨时分出现高血糖。一般处理办法是：中青年糖尿病患者，晚餐前注射一次6～8个单位的胰岛素；老年糖尿病患者，临睡前注射一次4～6个单位的胰岛素。

专题——冯凯主任重点说：24 小时动态血糖监测的重要性

动态血糖监测系统是以便捷、无痛的方式记录患者的血糖变化，通过在患者体内预先置入血糖感受芯片，每5分钟自动记录一次血糖值，一次监测24～72小时，自动形成全天24小时的连续血糖图谱，真实地反映患者在日常生活环境下血糖的变化，特别是发现目前临床检测方法不能捕捉到夜间低血糖和黎明现象，其有效工作时间不少于72小时。

24 小时动态血糖的监测对象

1.血糖控制不佳，需要根据血糖谱制订，评估和调整治疗方案的人群。

2.需要排除隐匿性低血糖或高血糖的人群。

3.怀疑有“黎明现象”（清晨血糖升高）的人群。

4.怀疑夜间低血糖，清晨血糖反应性升高的人群。

如何监测 24 小时血糖值

如果你需要自行进行24小时血糖监测，应该怎样做呢？

1.患者可以设定一个起始时间，在这个时间以前的8~12小时都没有进食任何食物，包括白开水、茶水，也没有服用任何降糖药物，再进行空腹血糖检测。

2.还得捕捉机体在特殊情况下对血糖的影响，比如多吃、少吃、吃特殊食品、饮酒、劳累、生病、情绪变化大、月经期等。

第九章

糖尿病并发症管理规范

糖尿病不算可怕，最触目惊心的其实是糖尿病的诸多并发症。糖尿病并发症难以治愈，还容易造成患者非残即死。目前已知的糖尿病并发症高达 100 多种，10 年糖尿病患者出现并发症的概率高达 98%。我们要做的不是被病魔打败，而是积极预防糖尿病并发症或延缓并发症的发生，使其不再继续发展。

糖尿病合并心脑血管疾病

糖尿病合并心脑血管疾病，顾名思义，心、脑血管会发生病变，甚至周围的微血管也会发生病变，其中我们比较多见的就是冠心病。

如果要给心脏杀手做个排名的话，糖尿病至少能排进前三名，有病理解剖研究显示，糖尿病患者无论在冠状动脉还是脑动脉、肾动脉、周围动脉，都存在较同年龄非糖尿病患者更为严重的动脉粥样硬化；除此之外，糖尿病患者由于长期处于血糖高的状态，其脂质和蛋白质糖化与氧化过程加剧，很容易诱发“糖尿病性心脏病”，因此慢性糖尿病对于心脏的影响是非常大的。

典型症状初判

1.在糖尿病三多一少的基础上，还会出现心肌缺血的症状，常见的有：活动或情绪激动后，心前区或胸骨后疼痛。疼痛包括闷痛、绞痛、钝痛等，疼痛感甚至会向上肢、后背部蔓延或扩展。

2.伴有胸闷、大汗、心慌等不适。

3.严重的话，会出现脑卒中症状，比如面部或一侧肢体突然感觉无力、麻木；口角歪斜，一侧肢体不能动弹；突然言语不清，甚至不能说话；不能听清他人说话或不能明白他人说话的意思。

4.有时还会眼睛突然视物不清，甚至失明；突然眩晕，站立不稳，甚至晕倒。

5.有时还会头痛，甚至呕吐等。

病因大讲堂

血糖一直居高不下，红细胞膜与血红蛋白糖化，血管内皮细胞容易缺血、缺氧甚至发生损伤，大量的内皮素就会释放出来，血管收缩与扩张也会变得不协调，血小板开始聚集，脂质在血管壁也会开始沉积，血糖、血脂、血压逐一出现问题，心脑血管病变慢慢地靠近。

对症治疗

1.不要过量服用降糖药物或注射胰岛素，要将血糖控制在一个合理范围内，避免出现低血糖的情况，因为低血糖会导致心跳加速，从而加重心脏负荷或心肌缺氧，这反而会加重心脑血管病情。

2.积极地控制血糖、血脂与血压，定期检测血糖、血压、血脂、体重、心电图、脑血流图等。

3.重视各种先兆不适，如胸闷、憋气、心慌、出汗、胸痛、头晕、肢体麻木、性格反常、一侧肢体功能障碍等，及时就诊，尽早地进行干预治疗。

加倍呵护，助力控糖

【运动疗法】

心脑血管患者不是不能运动，而是要进行适当的运动。运动量若是太少，同样会造成血流缓慢，血脂会慢慢升高，反而不利于维持心脑血管健康。运动量过大，同样会刺激神经，导致心脑血管出问题。

【饮食调养】

1.多吃富含不饱和脂肪酸的食物，比如海鱼，有利于促使胆固醇氧化，降低血浆胆固醇，延缓血小板凝聚，抑制血栓的形成，有效地预防心脑血管不适的发生。另外，海鱼往往还富含亚油酸，对增加微血管弹性、预防血管破裂有益，能积极地阻击心脑血管病变。

2.多吃富含钙及钾、含钠量又低的食物，比如海带、莴笋、冬瓜、牛奶、酸奶、虾皮、绿色蔬菜等，对血管有保护作用。

3.多吃富含镁的食物，比如绿色蔬菜、小米、荞麦面、豆类及其制品等，有利于舒展血管，保护心脑血管。

记得多吃些

蔬菜类	青椒、洋葱、白菜、冬瓜、空心菜、圆白菜
谷豆类	燕麦、玉米、黑米、荞麦、黄豆、豆腐、小米
肉蛋奶类	兔肉、鸽子肉
水产、菌菇类	鲤鱼、金枪鱼、鳕鱼、香菇、猴头菇、木耳、银耳、紫菜、海带
饮品类	枸杞茶、葛根茶
其他类	大蒜、板栗、莲子、核桃仁、橘皮、竹茹

【其他细节】

糖尿病合并心脑血管疾病患者最好控制好自己的情绪，避免过度紧张和激动，以免血管发生痉挛，既会导致血压值与血糖值急剧上升，又会因为血液突然变得黏稠而发生血栓意外。

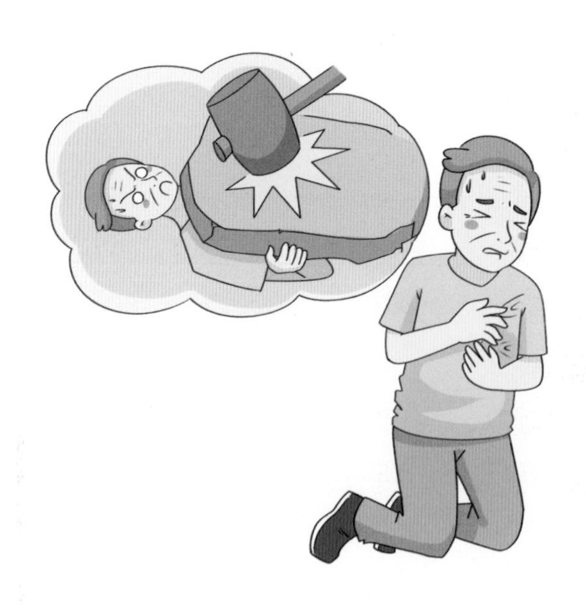

美食随心选

洋葱炒木耳

材料：干木耳10克，洋葱100克，胡萝卜10克。

调料：盐适量，生抽、鸡精各少许。

做法：

1.干木耳用温水泡发2小时，洗净根部杂质，摘成小朵，入沸水中焯3分钟左右；洋葱洗净，切大块；胡萝卜去皮，洗净，切片。
2.热油锅，下入洋葱块，大火爆炒，炒出香味，加入胡萝卜片、木耳继续翻炒，调入盐、生抽翻炒片刻，加入鸡精拌匀即可。

食用：佐餐食用，隔日1次。

【降糖笔记】

※洋葱富含磺脲丁酸物质，可以促进细胞对糖分的利用，有效降低血糖。
※洋葱还含有前列腺素A，具有扩张血管、降低血液黏度之功效，能起到降血压、减少外周血管和增加冠状动脉的血流量的作用，从而预防血栓的形成。

【烹调技巧】木耳之所以入沸水中汆烫一下，不仅是为了去除杂质与异味，同时还能使之后更容易入味。

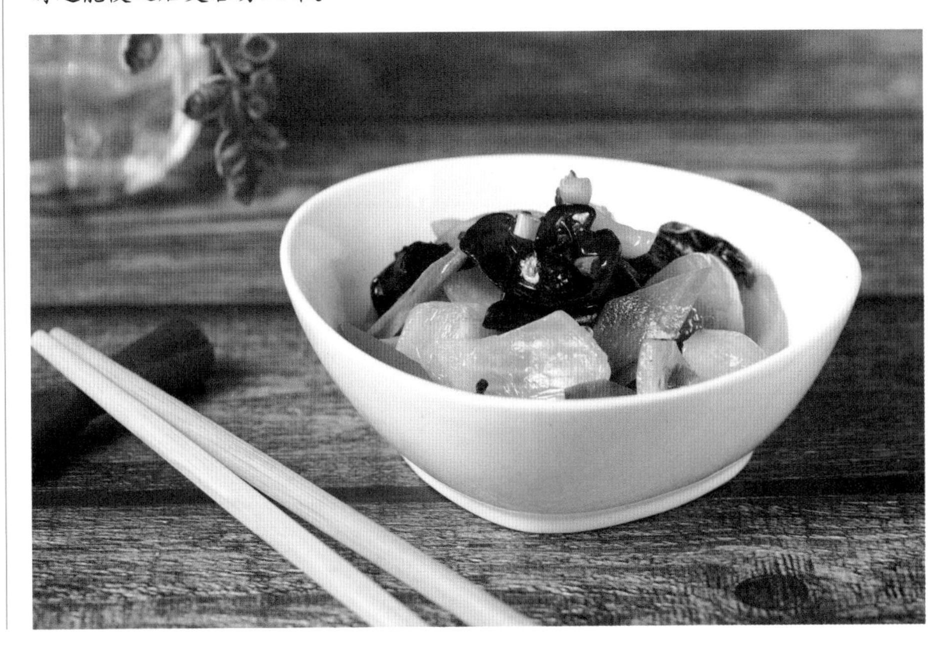

炝炒圆白菜

材料：圆白菜200克，蒜少许。

调料：花椒、盐、醋各少许。

做法：

1.圆白菜剥去老叶，留下较为新鲜的部分。
2.用手将圆白菜留下的部分撕成一小块一小块，加水清洗后捞出沥干。
3.开火将锅预热，倒入适量油，油热至七成时，下入花椒炒香。
4.煸香后下入圆白菜，转大火翻炒，圆白菜开始变软时倒入盐、醋等继续翻炒即可。
5.如果怕不熟，可以加入少许水盖锅盖焖一会儿。

食用：佐餐食用，每日1次。

【降糖笔记】圆白菜中富含维生素C，有利于降压、降糖、降脂、降低胆固醇等，对心血管有一定的保护作用。简单的一道炝炒圆白菜特别适合糖尿病合并心脑血管患者食用。

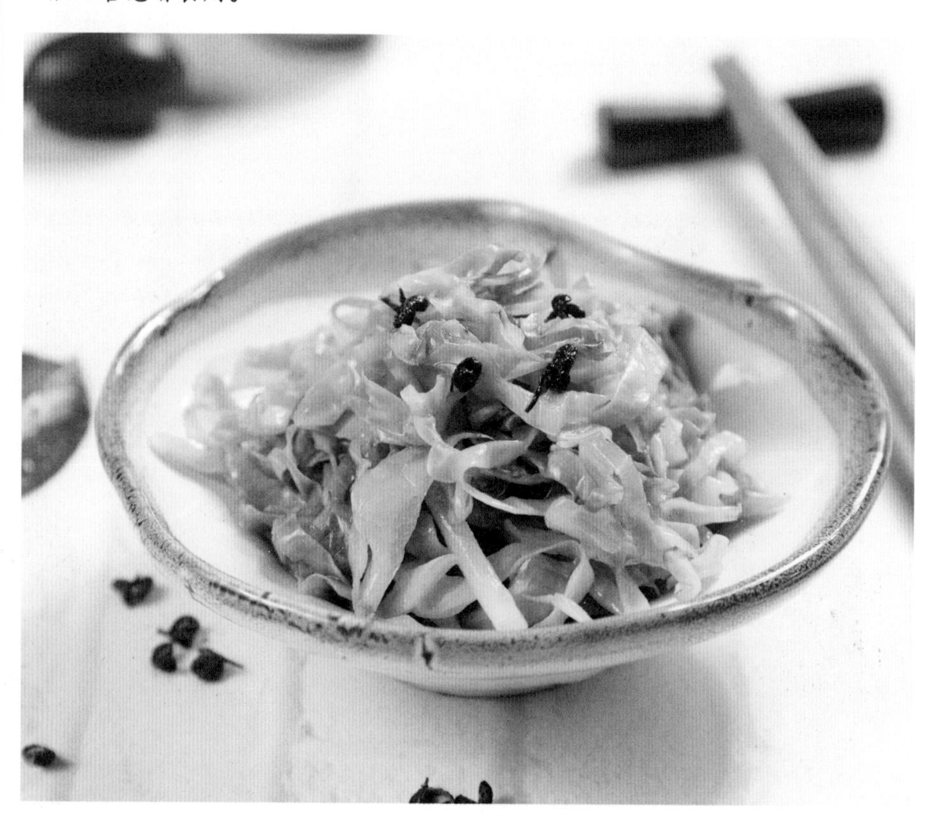

糖尿病肾病

糖尿病肾病发病率亦呈上升趋势，是糖尿病病人最重要的合并症之一。糖尿病肾病由于病情发生后，易出现复杂的代谢紊乱，一旦发展到终末期，往往比其他肾脏疾病的治疗更加复杂、棘手，因此及时防治对于延缓病情意义重大。

典型症状初判

1.持续性蛋白尿：肾小球滤过率逐渐下降，肾脏病变逐渐恶化，持续产生大量的蛋白尿。

2.水肿：早期糖尿病肾病患者一般不会水肿；当尿蛋白持续24小时都是3克以上时，水肿便会自觉出现，甚至是全身性水肿。

3.高血压：糖尿病肾病晚期，持续性蛋白尿的发生时间较长，多半就会伴随着高血压症状。而高血压的出现也会加速糖尿病肾病患者的病情恶化速度。

4.肾功能衰竭：糖尿病患者一旦出现肾损害，病变过程就会呈进行式，最终会发生功能衰竭，导致尿毒症等严重后果。

5.贫血：糖尿病肾病患者一旦恶化成氮质血症，就会产生贫血症状，即使补充铁剂也无济于事。

6.其他症状：视网膜病变、心力衰竭、膀胱炎等问题也会随即出现。

病因大讲堂

糖尿病肾病一般认为是多种因素参与的结果，有一定的遗传背景。目前临床数据表明，糖尿病患者中，发生糖尿病肾病的女性比例较高；某些家族中患糖尿病、糖尿病肾病的风险是非常高的，因此，有理由认为遗传是致病原因中很重要的因素。

糖尿病肾病早期就可观察到肾脏血流动力学异常，表现为肾小球高灌注和高滤过，肾血流量和肾小球滤过率升高，增加蛋白摄入后升高的程度更显著。

糖尿病患者长期处于高血糖状态，极易引发代谢异常，继而导致肾脏损害。

对症治疗

1.对于糖尿病肾病患者来说，控制血糖是重中之重，治疗糖尿病的药物包括胰岛素、促进胰岛素分泌的药物、增加胰岛素敏感性的药物、抑制或减少胃肠道吸收葡萄糖的药物。

2.合理使用降压药，降压药不仅可以将有高血压的糖尿病患者血压控制在安全范围，同时也可以间接减少蛋白尿，降低糖尿病患者发生心肌梗死和脑血管意外的风险。

小提示：血管紧张素转换酶抑制剂或血管紧张素受体拮抗剂，它们降低蛋白尿的作用明显强于其他类别的降压药物。

加倍呵护，助力控糖

【运动疗法】

肾功能不全的糖尿病患者控制血糖时有必要进行适当合理的运动，尤其是早期轻度的肾功能不全者，若是血糖控制得比较稳定，就能在一定程度上预防或改善肾功能不全病症。持续大量的蛋白尿、长时间反复水肿、血压控制不太好、严重的肾功能不全者最好不要运动。

【饮食调养】

1.控制每日蛋白质的总摄入量，减少肾脏受损。先找准基数，就是0.6~0.8克/千克的标准体重；然后在限量范围内提高优质蛋白的比例，最好使优质蛋白占总蛋白摄入量的一半以上。

2.在坚持低蛋白饮食的基础上，保证热量的充足供应，以便维持正常生理需要，每天应该摄入30~35千卡/千克体重的热量。肾功能正常情况下，碳水化合物的供应应该占总热量的60%左右；肾功能有所下降的情况下，应该适当增加碳水化合物的比例。

3.脂肪摄入不宜过高，占总热量的20%左右即可，尽量选择富含不饱和脂肪酸的植物油，比如橄榄油、玉米油等。

4.若是出现了水肿、高血压、尿量减少等情况，最好采用低盐、少钠的饮食，每天摄入盐的量控制在5克左右。

5.若是发展到尿毒症等严重并发症时，喝水也不能太多，每日的摄水量应该是前一日排尿量加上500毫升。

记得多吃些

食物种类	宜吃食物
蔬菜类	荠菜、南瓜、苋菜、西葫芦、青椒、冬瓜、山药
谷豆类	薏米、荞麦、小米、扁豆
饮品类	枸杞茶、玉米须茶

【其他细节】

★避免使用损伤肾脏的药物，肾功能不全者最好不要轻易服用那些能够促进肾脏排泄的药物。

★还得控制其他代谢异常。这类患者容易发生血液凝固，所以需要积极地控制血脂异常、痛风、高胰岛素血症以及肥胖症等。

美食随心选

山药扁豆粥

材料：山药60克，白扁豆、莲子各30克，大米100克。

调料：盐2克。

做法：

1.将白扁豆、莲子、大米分别洗净；将山药去皮，洗净，切块或切片。
2.将白扁豆、莲子、大米倒入锅中，加适量清水，大火煮沸后改成小火煮粥。
3.半熟时加入山药煮熟，调入盐拌匀即可。

食用：早餐食用，每周2次。

【降糖笔记】将山药、白扁豆、莲子与大米搭配煮粥，调味料使用较少，在保证低盐、控制热量的情况下，还能很好地消除水肿、稳定血压，特别适合糖尿病肾病患者。

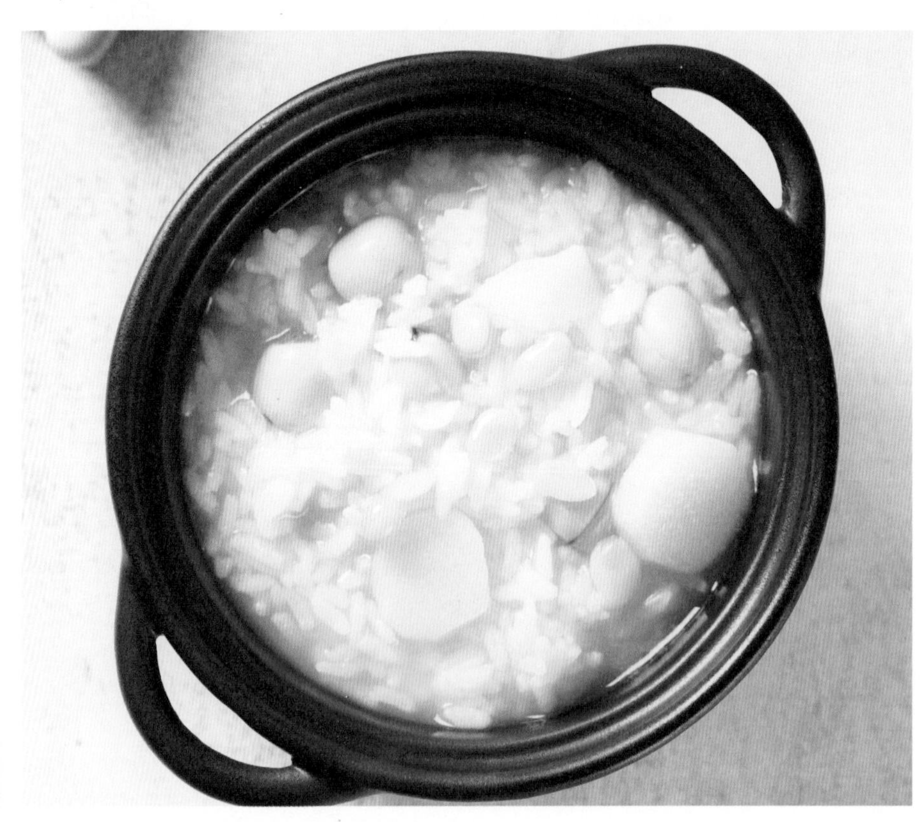

山药莲子炖猪肚

材料：山药500克，猪肚半个，去心莲子50克，干香菇4朵，枸杞子少许。

调料：料酒、盐、胡椒粉各适量。

做法：

1. 山药洗净，切块；猪肚洗净，用沸水烫一下。
2. 干香菇泡软、去蒂，对切成两半。
3. 锅内倒入适量清水，放入猪肚，倒入料酒，撒入盐、胡椒粉，大火煮沸后改用小火煮约40分钟，待熟软时捞出，再浸泡在凉水中，捞出后切条。
4. 将上述食材一起倒入汤锅内，加水，煮约20分钟，调入盐。

食用：佐餐食用，每月1次。

【降糖笔记】

※糖尿病肾病不是禁蛋白饮食，而是低蛋白饮食，肉类含有丰富的蛋白质、磷、钙等，可以增强免疫力，提高机体抗病能力，少量食用是可以的。

※山药尽管主要成分是淀粉，但是它血糖指数低，可以很好地代替米饭、馒头等，是不错的代糖食品。

【烹调技巧】清洗猪肚时，要把猪肚内面层翻出来，用小刀把上面的残留物刮干净；然后将面粉撒在猪肚表面，然后用手将面粉均匀抹开，将猪肚拿在手里不停地搓揉，这样可以洗去猪肚胃液，去除腥味。

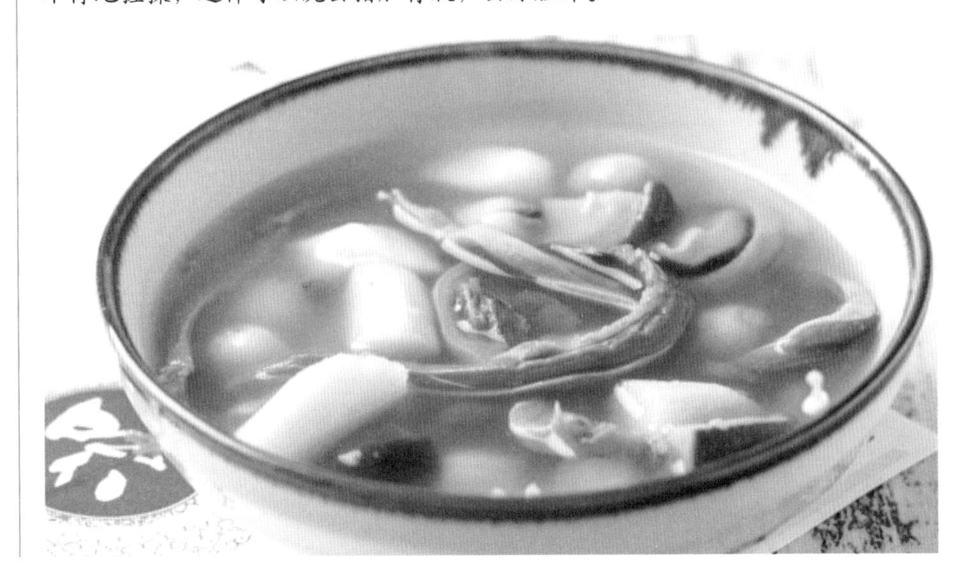

糖尿病合并高血压

严格上说，糖尿病高血压不是一个疾病的名字，它指的是糖尿病合并高血压。因为临床上许多高血压病人，经常伴有糖尿病；而糖尿病也较多地伴有高血压，它们无论是病因、互相影响还是危害上都存在共性，因此常常合并发作，形成糖尿病高血压。

典型症状初判

头痛头晕、视物模糊、食欲不振、胸闷烦躁、耳鸣失眠等，可能就是高血压的症状。

医学检查时除了血压不正常之外，可能会出现主动脉瓣第二心音亢进，长期高血压可出现左心室肥厚的体征。

病因大讲堂

如果患糖尿病后出现高血压症状，则有可能是动脉粥样硬化所致的收缩期高血压、并发糖尿病肾病所致的肾性高血压等。

一般认为，高血压若发生在糖尿病之前，多为原发性高血压；在1型糖尿病患者中，如出现高血压症状，多数为糖尿病肾病所致的肾性高血压，水钠潴留是主要发生机制，也可能是动脉粥样硬化所致的收缩期高血压，总之，糖尿病患者一旦出现高血压症状，要及时就医，不要自行判断或自行配药。

精准用药

1.糖尿病患者大多数都伴随着高血压、高血脂症状，尽管在治疗方案上有共性的地方，如饮食控制、加强运动等，但是降压药物选择上有明显区分，必须在医生指导下选择药物。例如β－受体阻滞剂(美托洛尔、比索洛尔、卡维地洛等)、利尿剂之类的药物，是用于治疗单纯性高血压的，并不适合糖尿病性高血压的患者，因为这类药物对血糖有影响。

2.合并糖尿病性高血压患者应优选血管紧张素受体阻滞剂（ARB）、血管紧张素转化酶抑制剂（ACEI），除此之外，还可以选择钙离子通道阻滞剂等作为联合用药，这样做能强效降压，且对治疗糖尿病性高血压很有针对性。

3.需要注意的是，减少蛋白尿是糖尿病合并高血压患者治疗的重点，如果不积极干预蛋白尿，糖尿病性高血压患者可能会在高血压、高血糖的症状下，进一步加重肾脏负担。

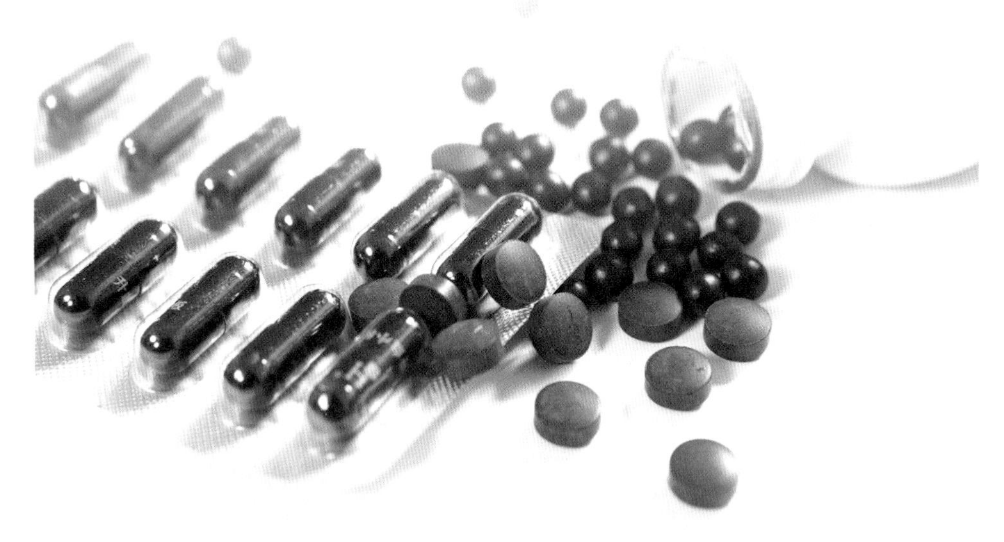

加倍呵护，助力控糖

【运动疗法】

适量、适宜的体育活动，对于糖尿病合并高血压患者而言，不仅可以在一定程度上降低血糖、促进胰岛素活性等，还能增强心脏功能、增加血管弹性、积极地稳定血压及降低血压。想要用简单运动来稳定或降低血糖与血压，就得根据个人兴趣或自身的身体状况来决定运动形式，其中散步、快步走、慢跑、气功、太极拳等都适宜。

以防血压急速上升或者血压波动不定，在运动时最好规避一些“高危动作”，尽量保持动作缓慢，以免发生脑卒中、瘫痪甚至昏厥等意外。

【饮食调养】

◎碳水化合物的摄入占总热量的50%左右即可，主食可以多选择一些不易升高血糖的全谷类与粗粮食物，比如全麦粉、荞麦、燕麦、玉米等。

◎蛋白质的摄入占总热量的15%左右即可，其中富含优质蛋白质的瘦肉、鱼肉、蛋类、奶类等可以适当多吃些。

◎不吃肥厚的肉及脂肪含量高的食物，不用烟熏、油炸、油煎等烹调方式做菜。有条件的话，可以选用橄榄油、茶油等高油酸油脂。

◎吃不吃水果要根据患者的尿糖与血糖的控制情况而定，尿糖不超过3个加号，空腹血糖不超过11mmol/L，又没有合并酮症酸中毒，只可少量食用一些新鲜的水果。

记得多吃些

食物种类	宜吃食物
蔬菜类	芹菜、菠菜、荠菜、茼蒿、茭白、西红柿
谷豆类	玉米、燕麦、黄豆、绿豆、荞麦
肉蛋奶类	牛瘦肉、猪瘦肉、鸡肉、脱脂牛奶
水产、菌菇类	海蜇、海参、青鱼、带鱼、鲫鱼、银耳、海带、香菇
饮品类	绿茶、玉米须茶、枸杞茶、金银花茶、菊花茶

【其他细节】

★避免使用损伤肾脏的降压药物，肾功能不全者最好不要轻易服用那些能够促进肾脏排泄的药物。

★还得控制其他代谢异常。这类患者容易发生血液凝固，需要积极地控制血脂异常、肥胖症等。

美食随心选

豆腐芹菜汤

材料：豆腐200克，芹菜100克。

调料：盐适量。

做法：

1.将豆腐冲洗干净，切块；芹菜洗净，切段。
2.将豆腐块放入锅内，稍微煎一下，倒入适量清水，放入芹菜段，煮熟，加入盐调味即可。
食用：佐餐食用，每日1次。

【降糖笔记】
※芹菜中含有一种丁基苯酞类物质，能够有效地抑制住血管平滑肌的紧张状态，抑制肾上腺素的分泌，进而降低或稳定血压。
※芹菜根富含烟酸，有利于增强血管壁的弹性、韧性以及致密性，可有效地降低血压与血糖。所以，烹饪芹菜时最好不要将根部去除。

【烹调技巧】糖尿病合并高血压患者要控制油脂，故芹菜最好先放在沸水中烫一下再烹饪，有利于减少油脂对芹菜的入侵。

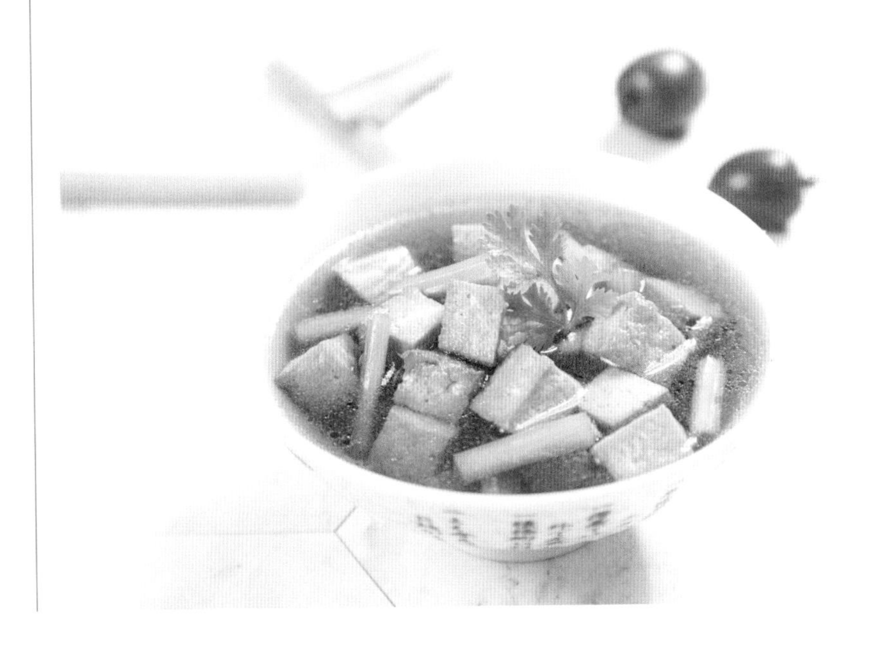

糖尿病合并肥胖症

随着人们生活水平的提高，高热量、高脂肪、高蛋白饮食习惯越来越多，肥胖人群的队伍在壮大，肥胖的 2 型糖尿病患者越来越多。中国 2 型糖尿病患者发病率高，其中合并肥胖症的人数也不少。

典型症状初判

首先出现糖尿病典型特征，其次BMI ≥ 24 kg/m^2 为超重；BMI ≥ 28 kg/m^2 即可基本判定为糖尿病合并肥胖症。

病因大讲堂

从肥胖到糖尿病的进展一般为：肥胖→糖耐量减低→2型糖尿病。肥胖者可存在胰岛素抵抗。胰岛素是人体内最主要的降血糖激素，胰岛素能够起到作用，首先需要与细胞膜上的胰岛素受体结合，然后把信号传导到细胞，把葡萄糖搬进细胞内，用来产生能量或转化成糖原储存起来。而在肥胖者体内，上述的葡萄糖转运机制出现问题，功能减弱，肝脏将葡萄糖转化成糖原并储存起来的功能有所不足。

对症治疗

1.在选择降糖药物时，应优先考虑有利于减轻体重或对体重影响中性的药物。

2.需要胰岛素治疗的T2DM合并肥胖患者，建议联合使用至少一种其他降糖药物，如二甲双胍、胰升糖素样肽-1受体激动剂（GLP-1RA）、α-糖苷酶抑制剂、二肽基肽酶4抑制剂等，从而减轻因胰岛素剂量过大而引起的体重增加。

3.体重控制仍不理想者，可短期或长期联合使用对糖代谢有改善作用且安全性良好的减肥药。

加倍呵护，助力控糖

【饮食调养】

1.控制总能量。高于正常体重的患者，推荐按照25～30 千卡/千克标准体重计算，再根据患者身高、体重、性别、年龄、活动量、应激状况等调整为个体化能量标准。不推荐长期<800 千卡/千克的极低能量膳食。

2.培养营养均衡的膳食习惯，不能单纯降低谷类主食量，避免低血糖或酮症的发生。

3.乳清蛋白有助于促进胰岛素分泌、改善糖代谢和短期内减轻体重。

4.应限制饱和脂肪酸与反式脂肪酸的摄入量，增加植物脂肪占总脂肪摄入的比例；膳食中宜增加富含ω-3多不饱和脂肪酸的植物油；每日胆固醇摄入量不宜超过300毫克。

【食材黑名单】

严格限制的是：肥肉、油炸食品、奶油食品和含奶油的冷饮、果仁、糖果及高糖饮料、甜点、洋快餐和膨化食品。

【运动疗法】

合理运动可改善胰岛素敏感性、骨骼肌功能、改善代谢紊乱，对提高生活质量有正反馈作用。运动类型应以有氧运动为主。

运动前、后监测血糖以预防低血糖，关键是自我监测与医师指导。如运动前血糖<4.2 mmol/L或有低血糖反应，应降低降糖药物的使用剂量。运动时注意预防关节疼痛与不适。

美食随心选

荷叶莲藕烧豆芽

材料：新鲜荷叶 200 克（干品减半），水发莲子 50 克，藕丝 100 克，绿豆芽 150 克。

调料：盐适量。

做法：

1. 莲子与荷叶加水煎汤。
2. 热油锅，倒入藕丝，炒至七成熟，加入莲子、绿豆芽，倒入荷叶莲子汤，加盐调味，中火煮至全部材料熟烂，至汤汁收干即可。

食用：佐餐食用，一周2次。

【降糖笔记】

※荷叶中含有荷叶碱、苹果酸、葡萄糖酸等碱性成分，可以加快体内脂肪代谢和分解，减少脂肪堆积。

※莲藕主要成分是淀粉，但是血糖指数低，能够很好代替米饭、馒头等生糖快的食物，比较适宜糖尿病患者食用。

【烹调技巧】莲藕含有淀粉，遇空气容易氧化变黑，炒藕丝之前，不妨在水中加入一小勺白醋，浸泡5分钟左右，这样不仅可以防止藕片氧化变色，还能使鲜藕更加脆口。

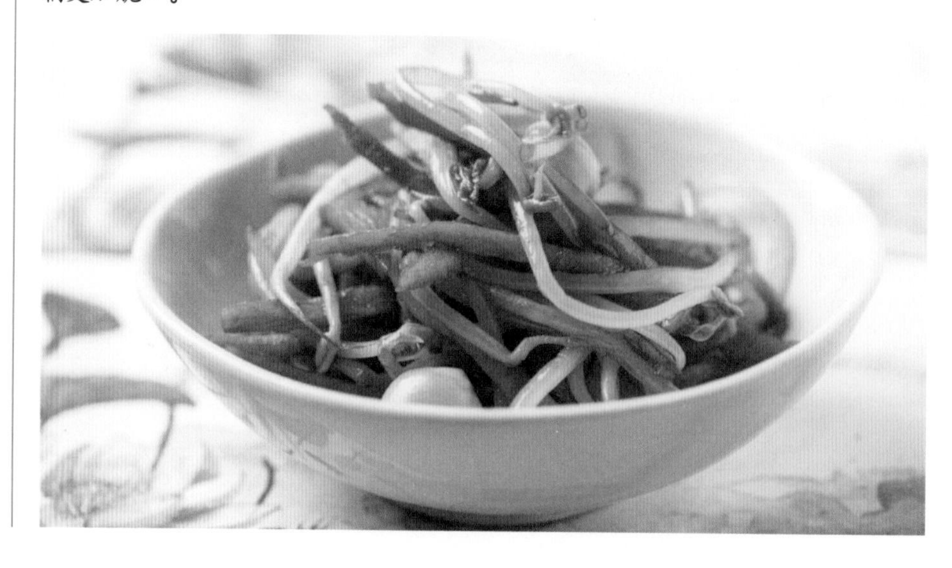

黄瓜拌木耳

材料：黄瓜150克，水发木耳100克。

调料：橄榄油5克，盐、生抽各3克，葱丝5克，辣椒碎2克。

做法：

1.黄瓜去皮，切成片，待用。
2.水发木耳去根洗净，然后用开水烫一下，过凉后和黄瓜片、辣椒碎等一起倒入盘中，加入生抽、盐、橄榄油拌匀即可。

食用：佐餐食用，每周2次。

【降糖笔记】木耳、黄瓜都是低热量食物，降糖、减肥效果都不错。

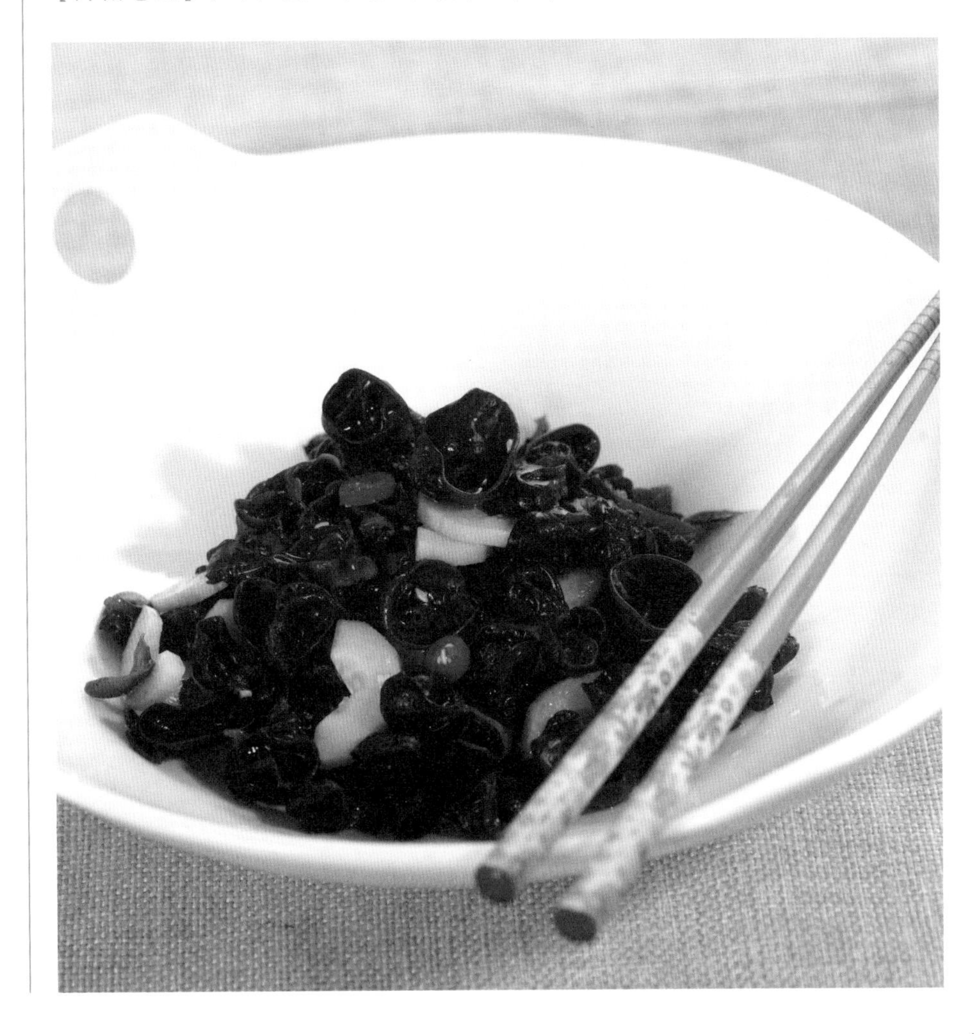

糖尿病合并血脂异常

糖尿病容易引发血脂异常，主要表现为甘油三酯、总胆固醇、低密度脂蛋白胆固醇水平升高，对动脉粥样硬化的发生与发展有直接影响，而且容易进一步诱发心脑血管病变。这类患者的年龄目前已经逐渐趋于年轻化，早期症状还不明显，很容易被漏诊或者直接被忽视，日常生活中还得从细节处入手，多多留意。

血脂有无异常一览表

检查项目	正常数值	异常数值
总胆固醇	<5.2mmol/L	>5.72mmol/L
高密度脂蛋白胆固醇	>1.04mmol/L	<0.91mmol/L
低密度脂蛋白胆固醇	<3.12mmol/L	>3.64mmol/L
甘油三酯	<1.70mmol/L	>1.70mmol/L
眼部检查	每半年或一年 1 次	如果眼部有病变，需要增加检查次数
神经检查	每年 1 次	检查是否有神经病变

典型症状初判

1.轻度血脂异常，一般没有任何不舒服的感觉，不容易被察觉。

2.较重的血脂异常，会出现头晕目眩、头痛、胸闷、气短、心慌、胸痛、乏力等症状。甚至引发冠心病、脑脑卒中等严重的心脑血管疾患，同时出现这些疾患的相应症状。

病因大讲堂

血糖长期居高不下，血液变得黏稠，大量的内皮素被释放出来，血管收缩与扩张均受到了影响，血小板凝聚在一起，脂质在血管壁大量沉积，进而诱发血脂异常。

对症治疗

1.在医生指导下进行降糖药物或者胰岛素治疗，当患者血糖控制较好时，降低血脂效果也会很明显。有数据表明，2型糖尿病经过降糖治疗后，能明显观察到脂蛋白以及胆固醇下降。

2.如仅仅靠控糖无法改善高血脂症状的话，一般临床可选的药物包括考来烯胺（消胆胺）、考来替泊（降胆宁)、降胆葡胺、氯贝丁酯（安妥明）、苯扎贝特（必降脂）、非洛贝特、吉非贝齐(诺衡）、普罗布考(丙丁酚）等，但是都必须遵医嘱服用。

加倍呵护，助力控糖

【饮食调养】

1.控制总热量的摄入，使体重降低，尽量维持在正常体重范围内。

2.胆固醇高的患者要严格限制动物脂肪的摄入，适当增加膳食纤维的摄入，促进多余胆固醇的排出。胆固醇轻度增高患者每天摄入的胆固醇含量最好不要超过300毫克，而中度与重度胆固醇增高患者每天摄入的胆固醇含量要更少一些，少于200毫克为宜。

3.单纯性甘油三酯偏高者也要限制总热量的摄入，主食以谷类杂粮为主，适当补充蛋白质，但要以植物蛋白为主，增加维生素、膳食纤维的摄入量，烹饪时最好选用富含不饱和脂肪酸的植物油。

4.极低密度脂蛋白异常者，每天胆固醇的摄入也得少于200毫克，还不能吃高胆固醇食物，控制碳水化合物的摄入，可以适当增加豆类及其制品的摄入，以增加蛋白质的营养补充。

5..多吃富含镁的食物，比如粗粮、豆类、水产品等，促进血脂恢复到正常值。

记得多吃些

食物种类	宜吃食物
蔬菜类	芹菜、黄瓜、苦瓜、菜花、莴笋、洋葱、西红柿、马齿苋、山药
谷豆类	燕麦、莜麦、红豆
肉蛋奶类	鸽子肉、猪瘦肉、脱脂牛奶
水产、菌菇类	带鱼、沙丁鱼、木耳、银耳、香菇、草菇、海带
饮品类	枸杞茶、淡绿茶、葛根茶
其他类	大蒜、醋

【运动疗法】

适当的运动不仅可以降低血糖，还可有效地降低体内低密度脂蛋白和甘油三酯的浓度，并使高密度脂蛋白水平升高，对心血管有益，能够有效地预防或改善血脂异常情况。

糖尿病合并血脂异常者可以选择步行、瑜伽、健身操等运动，但切忌进行激烈的体育活动，特别是有倒立动作的活动，因为这类患者的脑血管本来就不是很好，若是练倒立动作的话，极有可能会加重血管的负担，容易引发脑卒中等。

【其他细节】

1.糖尿病合并血脂异常患者最好能够保持排便通畅，及时将体内多余的胆固醇与脂质排出体外。比如每日早上5~7时属于大肠排毒时段，此时便意明显，肠道蠕动最快，可将绝大多数毒素排出体外。因此，早起若是感觉有便意，立即如厕。

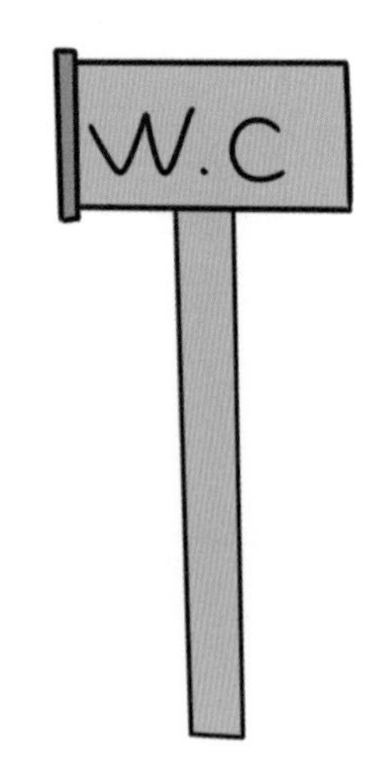

2.大多数糖尿病合并血脂异常者都会承受过重的压力，身心俱疲，血管也跟着紧张起来，血脂根本控制不住。可见，释放压力，对糖尿病合并血脂异常患者来说很重要。

美食随心选

凉拌山药苦瓜

材料：山药200克，苦瓜300克。

调料：料酒、酱油、盐、香油、姜片、葱段各适量。

做法：

1.先将山药去皮，切薄片；苦瓜去瓤，洗净后切片。
2.将山药片、苦瓜片、 料酒、姜片、葱段放入锅中，加水，用中火煮熟，捞出苦瓜、山药，待凉后加入盐、酱油、香油拌匀即可。

食用：佐餐食用，每周2次。

【降糖笔记】

※苦瓜中含有苦瓜甙和类似胰岛素的物质，具有良好的降血糖作用，适合糖尿病患者食用。
※山药中的黏液蛋白能预防心血管系统的脂肪沉积，保持血管弹性，防止动脉硬化，有一定的降血糖和降血脂功效。

【烹调技巧】 如果不喜欢苦瓜的苦味，可以将苦瓜用开水烫1~2分钟，然后用凉水浸泡10分钟，可以将苦味去除。

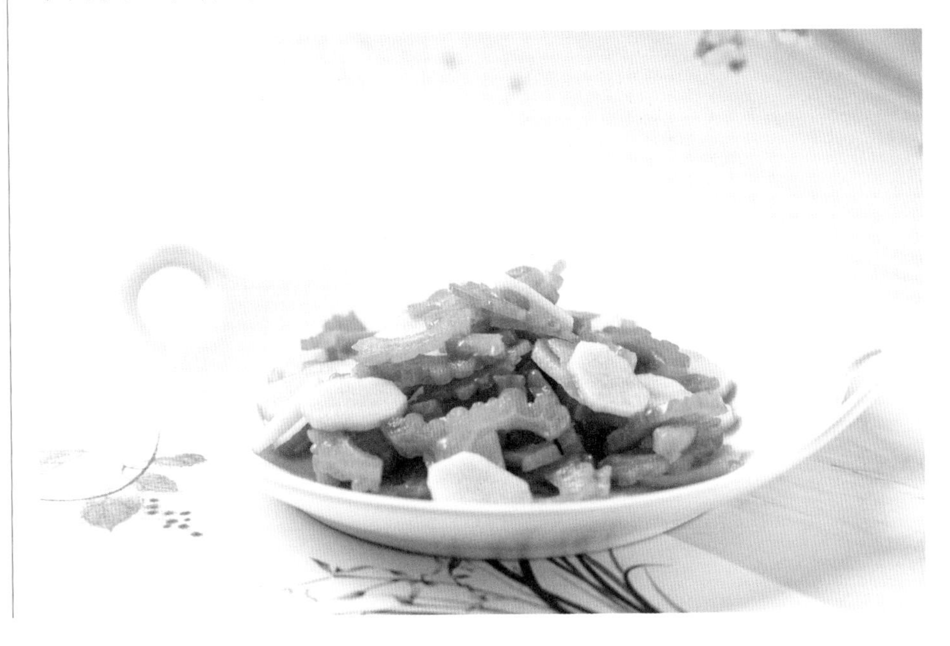

牛奶藕粉

材料：牛奶 2 大匙，纯藕粉 1 大匙。

做法：

1.纯藕粉、牛奶一起倒入锅内，大火搅拌均匀。
2.改用小火，边煮边搅拌，直至呈透明状即可。

食用：每日1次。

【降糖笔记】牛奶富含蛋白质、钙、铁等，藕粉则有利于降血脂和血糖，对保护血管有益。

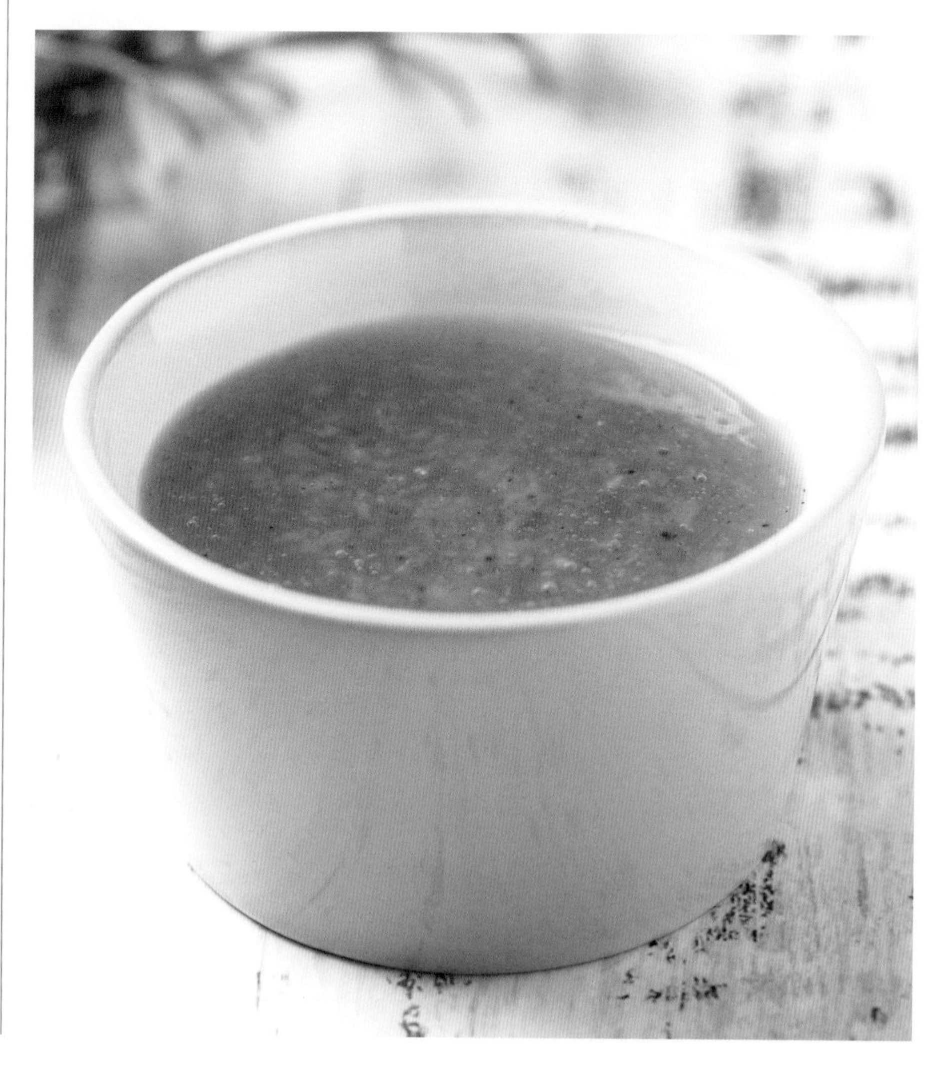

糖尿病合并眼病

糖尿病视网膜病变是一种主要的致盲疾病，然而糖尿病患者如果能及时发现并且获得规范的治疗，多数可以摆脱失明的危险。几乎所有的眼病都可能发生在糖尿病患者身上，如眼底血管瘤、眼底出血、泪囊炎、青光眼、白内障、玻璃体混浊、视神经萎缩、黄斑变性、视网膜脱落。

典型症状初判

1.突然视力下降：看东西突然模糊不清，视野缺损；眼底视神经水肿或萎缩等。

2.视物突然成双或斜视：视物成双，单眼或双眼同时发生斜视，伴有头痛、恶心、眼睑抬不起等。

3.眼睑突然发生变化：眼睑反复发作麦粒肿、睑缘炎等，而且久治不愈，多位于上眼睑内侧，双侧往往对称，轻微隆起等。

4.青光眼：视乳头萎缩及凹陷、视野缺损及视力下降。

5.球结膜发生变化：球结膜小血管扩张，管径不均匀，部分呈不规则状，甚至小血管出血导致球结膜变红等。

病因大讲堂

糖尿病患者糖代谢紊乱，血糖增高，易使晶状体内的葡萄糖含量增加，葡萄糖被转化为山梨醇，山梨醇在晶体内堆积，使渗透压增加；晶体吸收水分，形成纤维肿胀和变性，最后导致晶状体混浊。

这种病理改变早期是可逆的，如果血糖得到严格控制，可抑制晶状体混浊的发展或使其消失；如果血糖控制不好，会使晶状体混浊增加，导致视力下降甚至失明，出现多种并发症。

对症治疗

1.西药疗法主要应用于糖尿病性视网膜病变的前三期。糖尿病眼病如何预防如今比较常用的西药有胰激肽释放酶、弥可保及多贝斯等。

2.在确认患有糖尿病后，所有患者都应该前往眼科进行检查，建议每半年至一年进行一次。

加倍呵护，助力控糖

【饮食调养】

1.限制主食量，但不能过分，以免造成饥饿状态，诱发低血糖不适。

2.多吃些对肝脏有益的食品，常见的主食有豆类、玉米面、荞麦面等；蔬菜应以绿叶菜为主，如白菜、芹菜、菠菜、油菜等。

3.多吃富含维生素C的新鲜蔬菜，比如黄瓜、西红柿等。科学表明，每天吃一个西红柿，能有效防止眼底出血。

4.多吃富含钙质的食物，比如牛奶。

5.多吃保护肝脏、明亮双眼的茶品，比如决明子茶、枸杞子茶、菊花茶等。

6.不要吃含糖量高的水果、饮料等，血糖如果控制较好，水果可以适当吃一些，但切忌过量，并且一定要计算在每天摄入的总热量中。

记得多吃些

食物种类	宜吃食物
蔬菜类	南瓜、豌豆苗、荠菜、西红柿、菠菜、白菜、生菜、黄花菜、圆白菜
谷豆类	玉米、荞麦、黑豆、黄豆
肉蛋奶类	鸽子肉、猪瘦肉、牛奶
水产、菌菇类	鳝鱼、牡蛎、青鱼、泥鳅、鳕鱼、银耳、木耳
饮品类	枸杞茶、菊花茶、决明子茶
其他类	醋、香油、玉米油

【运动疗法】

1.不要进行剧烈运动：跑步、打球等运动都不适合糖尿病合并眼病患者，因为患者视网膜上的血管壁薄而脆弱，容易发生破裂而导致出血。尤其是那些需要头部振动或长时间的剧烈运动，眼部的玻璃体动荡增加，视网膜会因此受到影响，进而发生视网膜脱离，视力会突然下降，甚至更严重。

2.避免举重物或蹲马步，容易使眼压升高造成眼部不适。

3.避免低于腰部水平线的活动，比如系鞋带、做俯卧撑或倒立等，同样会因为眼压过高而导致眼病。

剧烈运动容易增加眼压，
对眼睛不利，还是多做做
舒缓的运动吧

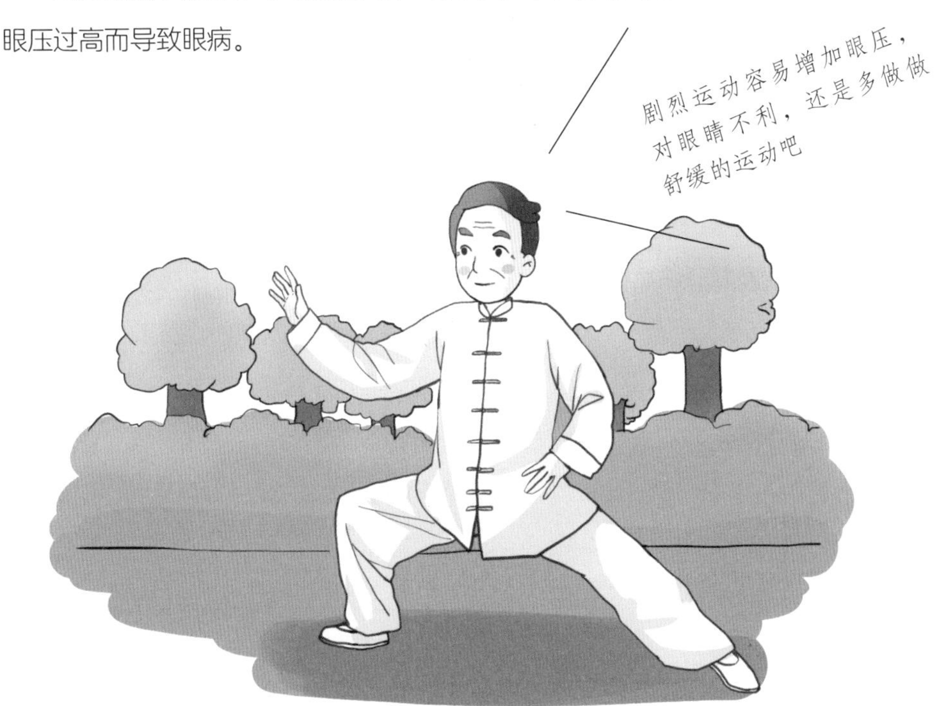

美食随心选

菊花雪梨

材料：雪梨1个，菊花15克，陈皮5克。

做法：

1. 雪梨削去外皮，去掉梨核，切成块。
2. 菊花、陈皮分别用水冲洗一下，沥水。
3. 将雪梨块及菊花、陈皮一起放入炖盅内，加入水，放在火上，用大火烧开。
4. 盖好盖，改用小火炖 40 分钟左右，至雪梨软烂即可。

食用：代茶频饮，每日 1 次，也可吃些梨。

【降糖笔记】

※菊花有利于降低血压、血脂和血糖，对眼睛不适有不错的疗效。

※雪梨有利于降火，还可改善视物模糊、多泪等不适，特别适合糖尿病合并眼疾者饮用。

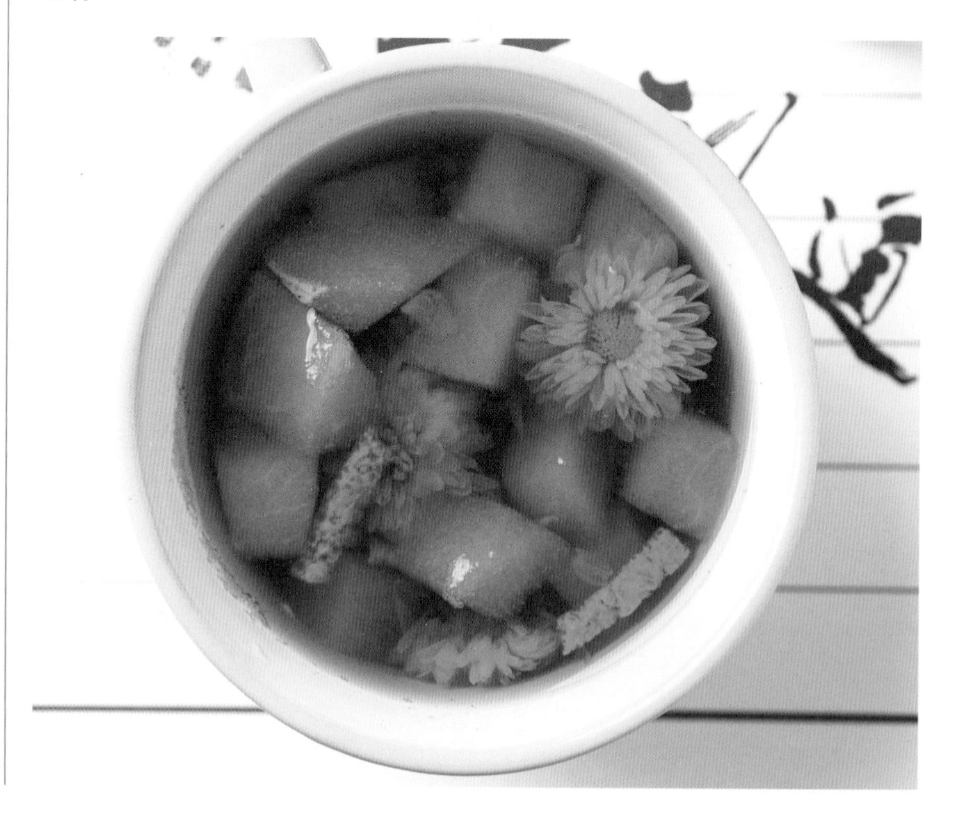

菊花肉片汤

材料：菊花50克，猪瘦肉250克，骨头汤适量。

调料：盐、料酒各适量。

做法：

1.将菊花撕成花瓣，猪瘦肉切片。
2.热油锅，倒入肉片煸炒。
3.再倒入骨头汤，撒入菊花，稍煮片刻，加入调料即可。

食用：佐餐食用，2天1次。

【降糖笔记】菊花很适合糖尿病合并眼病患者食用。

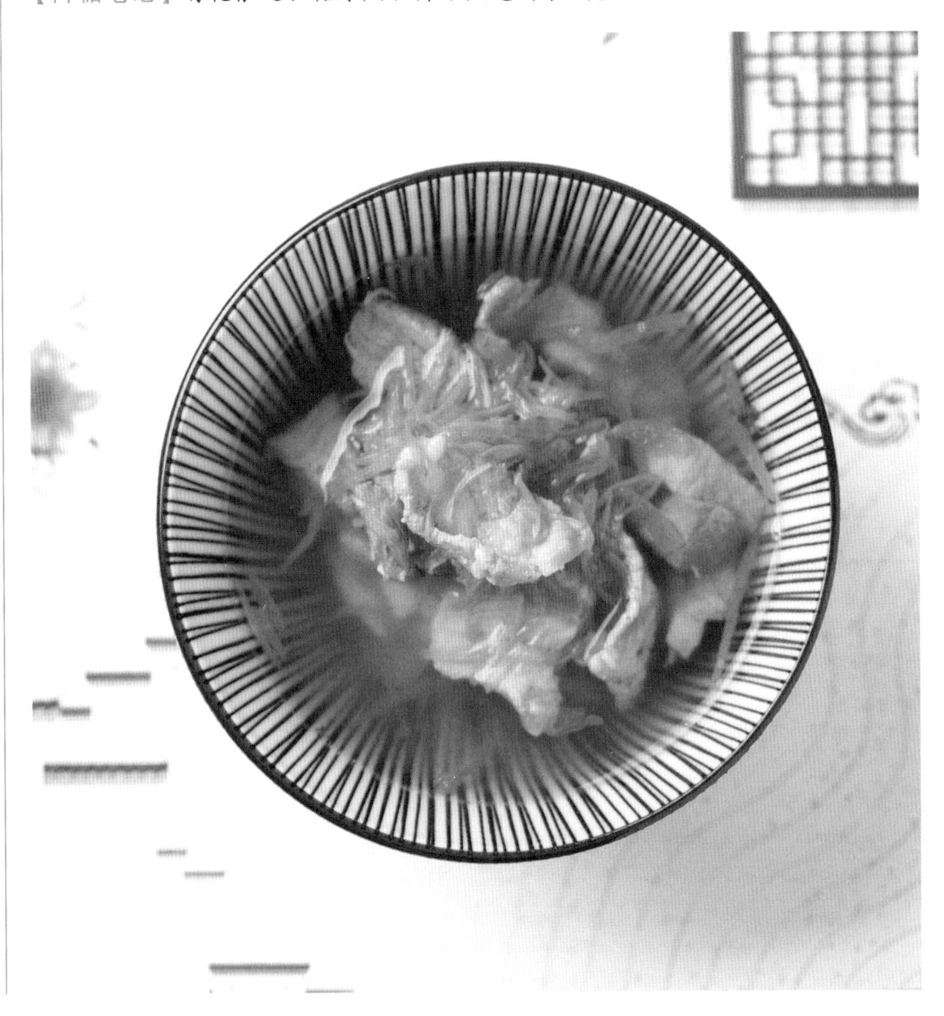

糖尿病合并抑郁症

国内外研究均显示，约30%的糖尿病患者合并有抑郁症状，其中10%为中重度抑郁。糖尿病患者患抑郁症的风险是非糖尿病人群的两倍。国内外文献同时发现，患有抑郁症状的人群，其2型糖尿病发病率增加，抑郁情绪是糖尿病发病的重要危险因素。

典型症状初判

抑郁症是一组以情感持续低落为基本特征的精神障碍，常伴有思维迟钝、行为迟滞以及各种躯体化症状。

病因大讲堂

1.长期较严格的饮食控制、锻炼和治疗要求（监测血糖、长期服药、注射胰岛素等）会造成患者生活上的不便，加之其发展的最终趋势多会引起其他重要脏器组织的并发症，因此患者常会背负沉重的精神压力，从而产生负性情绪。

2.长期高血糖导致机体出现应激样反应，血浆皮质醇、胰高血糖素、生长素等激素水平升高，皮质醇活性发生改变，上述这些变化使患者容易出现焦虑和抑郁情绪。

精准用药

糖尿病合并抑郁症的治疗目标应该聚焦于抑郁症的缓解以及改善血糖控制。恰当的治疗手段既可改善抑郁症状，又能有助于血糖控制。

加倍呵护，助力控糖

【饮食调养】

1.抑郁症患者比较容易出现饮食问题，例如厌食、茶饭不思，或者暴饮暴食等，长期下去对身体不利；确诊抑郁症后，要多吃富含维生素的瓜果蔬菜、富含高蛋白的海鲜等，这些食物对于抑郁症患者，有非常好的辅助治疗作用，但是要注意不要过多食用升糖快的食物，例如米饭、馒头、西瓜、土豆等，升糖快，身体不适，情绪上难免会出现波动。

2.少吃辛辣、刺激性的食物，这一类的刺激性食物，有可能会诱发患者出现焦虑、烦躁的情绪，有可能会对抑郁症患者的治疗有一定影响。整体上来讲，抑郁症患者的饮食结构一定要特别平衡、特别合理，才能对抑郁症的恢复产生非常好的效果。

记得多吃些

食物种类	宜吃食物
蔬菜类	黄瓜、西红柿、豌豆苗、空心菜、白菜、荸荠
谷豆类	黑米、玉米、红豆、燕麦
肉蛋奶类	牛肉、低脂牛奶
水产、菌菇类	牡蛎、鲫鱼、鳕鱼、香菇
饮品类	菊花茶、决明子茶、玉米须茶、山楂茶
其他类	香油、黑芝麻、巴旦木、杏仁、开心果

【运动疗法】

我们通常认为“生病”是“身体生病”，但是对于糖尿病合并抑郁症患者来说，他们面临的不仅仅是身体上的生病，还有精神上的“生病”，由于精神上的原因，大多数抑郁病人觉得自己无能、无用，没有做事情的兴趣和热情；认为前途黯淡、人生苦长；加上糖尿病的诸多限制，更容易令抑郁症患者陷入一种“无用感”，长此以往工作和活动的热情进一步降低，结果当然越来越糟，加剧了抑郁症状，同时可能会放弃对糖尿病的治疗，放松自我要求，加重了糖尿病症状。

运动可以帮助糖尿病合并抑郁症患者重建生活热情，瑜伽是一个不错的选择，瑜伽起源比较古老，它来自运动，“瑜伽”的本意是“和谐一致”，重点在于呼吸、运动和静心，通过一些简单的肢体伸展，做出一定姿势，这样可以放松神经，对抑郁症患者来说很有好处。

接下来我们可以介绍一些简单的入门瑜伽动作，让患者尝试自我练习。

1. 双膝并拢，两脚分开，脚趾向后指，臀部放落在两脚之间的地面上，注意不要坐在两脚之上，两大腿的外侧应与其相应小腿的内侧接触（图1）。

2. 左臂高举过头，弯肘，试把左手往下放到两肩胛骨之间。放下右臂，弯肘，把右前臂提升起来，直到你能够把右手手指和左手手指相扣。头和颈项挺直，向前直视。正常地呼吸，保持这个姿势30~60秒钟（图2）。

3. 双手十指交叉，把两掌掌心向上翻，将两臂向头顶上伸直。背部要挺直，呼吸要深长而均匀。然后呼气，放开相交的两手手指，把两手放下来（图3）。

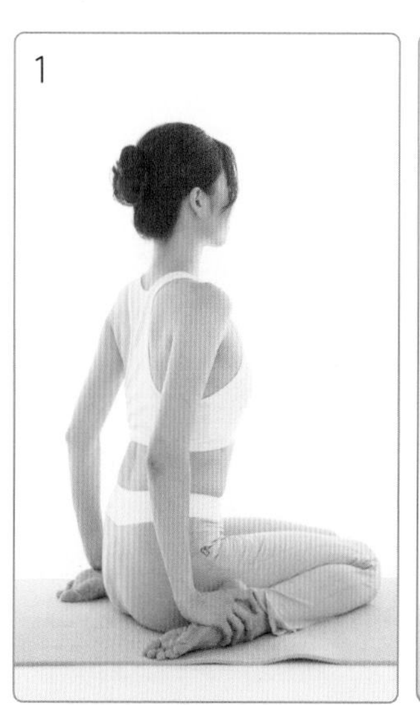
1

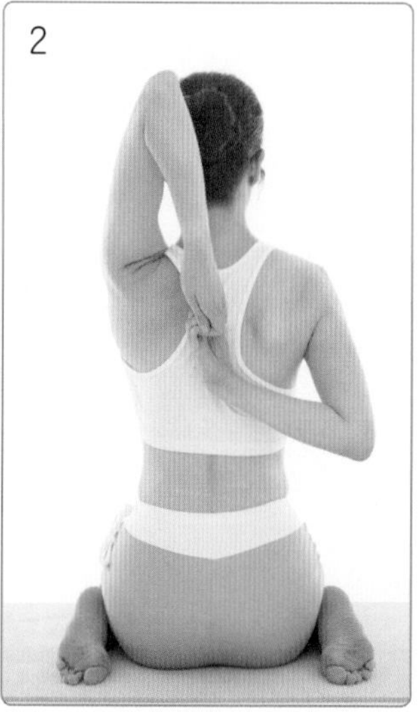
2

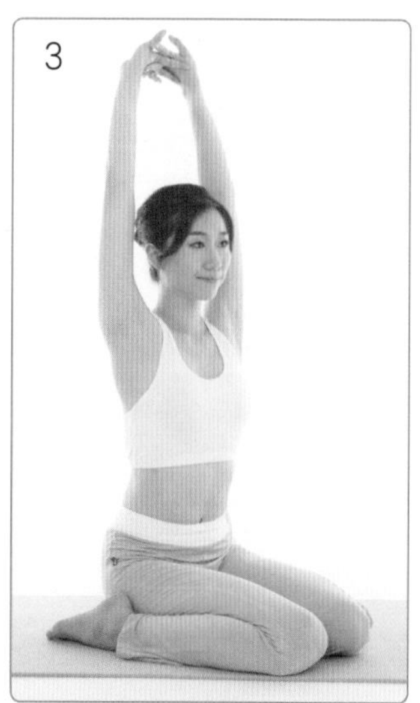
3

【其他细节】

对于糖尿病合并抑郁症患者来说，已经是身心俱疲，在运动选择上，也无须拘泥于瑜伽一种，做自己喜欢的运动就很合适。

美食随心选

牛奶香蕉汁

材料：香蕉100克，脱脂牛奶1大杯。

做法：

1.香蕉切片，将香蕉放入搅拌机中。
2.倒入脱脂牛奶，开启搅拌机，打至浓稠即可。
3.若是想要口味更好点，可以加入适合糖尿病患者食用的元贞糖调味。

食用：早餐或者加餐食用，每周2次。

【降糖笔记】牛奶搭配香蕉，小小食材，却有着丰富的营养，不仅不容易升高血糖，还能让人心情变好，因为里面含有生物碱成分，有利于振奋精神、提高人的信心，对情志也有不错的影响。

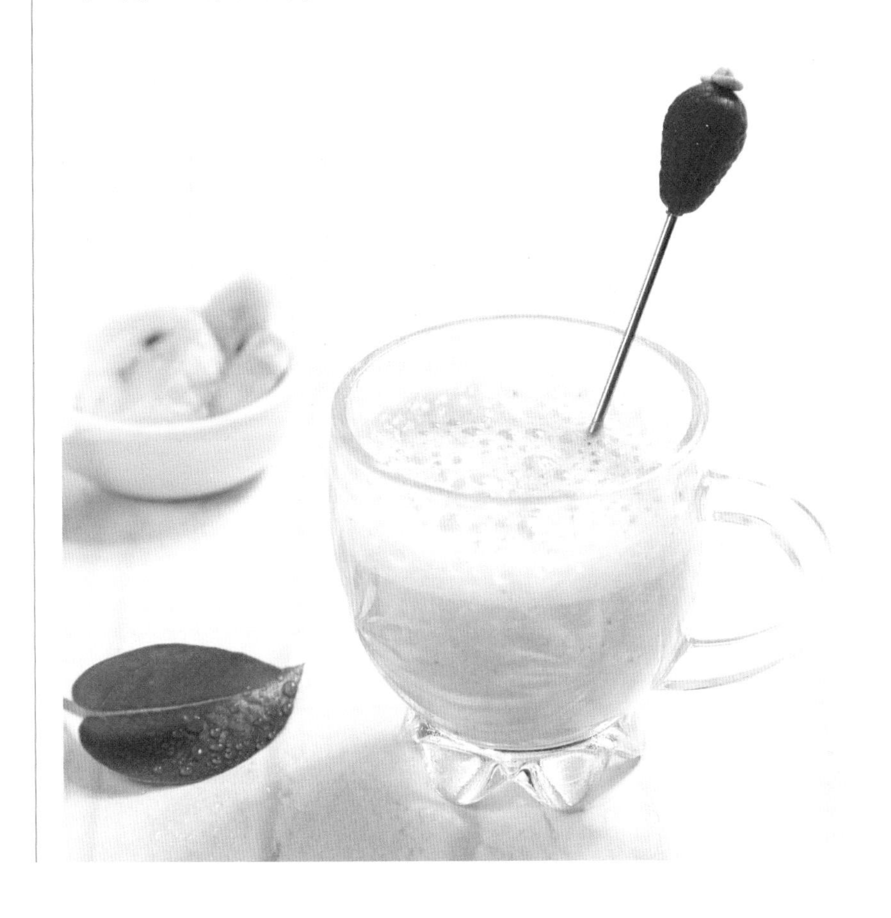

二仁百合红枣汤

材料：柏子仁15克，酸枣仁10克，新鲜百合 50 克，红枣1颗。

做法：

1. 将柏子仁、酸枣仁、红枣清洗一下。
2. 将百合洗净，撕成小片。
3. 将百合、柏子仁、酸枣仁放入砂锅中，加入适量清水，煎煮 1 小时左右，去渣留汁。
4. 下入红枣和适量清水，用小火煎煮约 30 分钟即可。

食用：每日 1 次，午后与睡前分服。

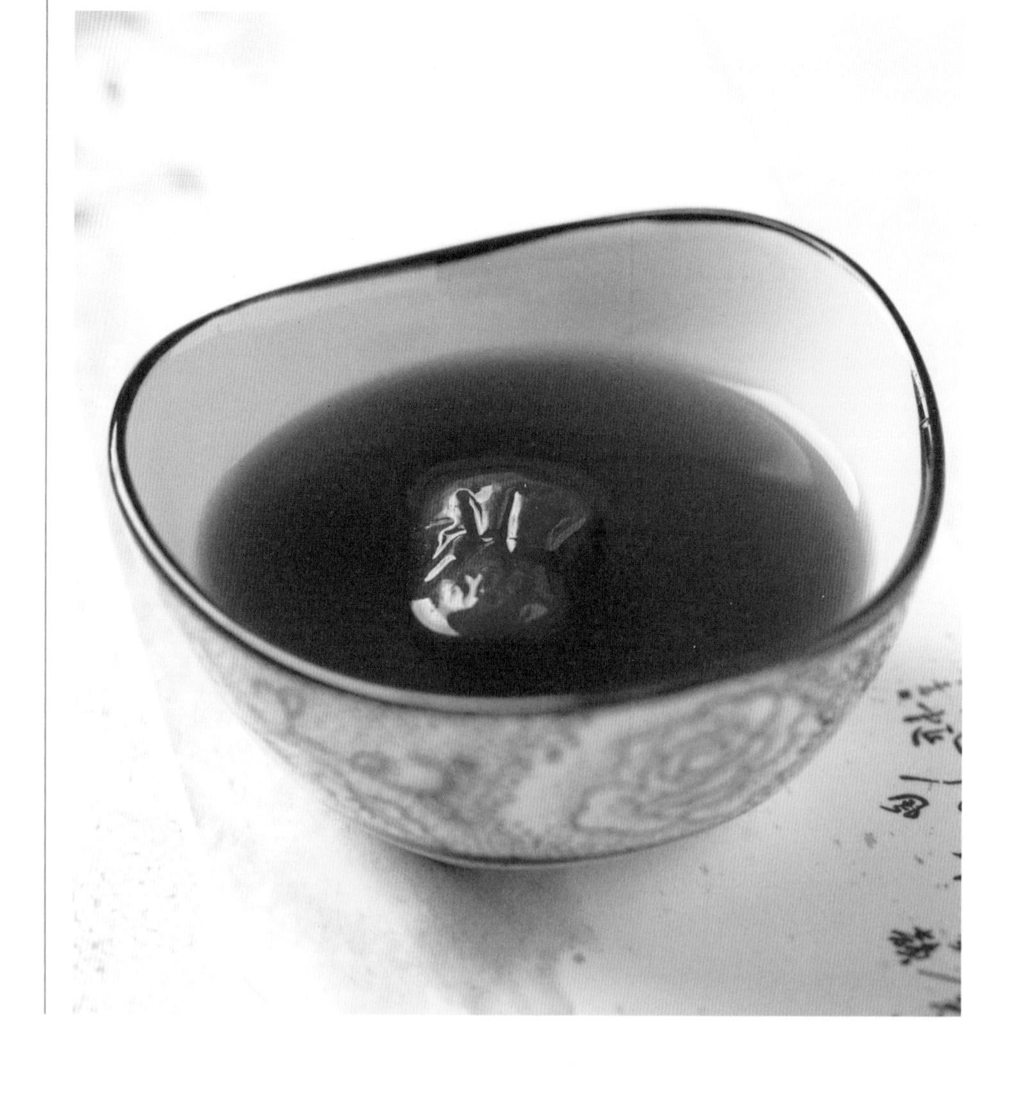

糖尿病合并腹泻

在糖尿病神经病变中，约75%的糖尿病患者可能发生胃肠道症状，糖尿病性肠病的发病率约占糖尿病性神经病变的11.2%。其中，便秘是最常见的症状，还有三分之一的患者表现为腹泻。由此可见，属于糖尿病自主神经病变的糖尿病肠病其实并非冷门罕见。

典型症状初判

1.频繁的腹泻稀便。这种腹泻常在餐后、夜间或黎明发生，以间歇性水样便为特点，有时为糊状便，无脓血，一天数次到20余次不等，一般不伴腹痛，无里急后重感。

2.偶有体重减少或脱水。

病因大讲堂

长期的血糖不达标，会导致微血管和末端神经的损伤，这种损伤也会发生在胃肠道，引起患者胃肠道功能的紊乱。

患者胃肠功能的紊乱，还会导致肠道动力的衰退，引起肠腔内的致病菌过度繁殖，引起类似细菌感染性的腹泻症状。

糖尿病自主神经病变，还可能影响胆道和胰腺的功能，造成脂肪类食物和蛋白类食物的消化不良，从而出现“脂肪泻”的情况。

此外，血糖高还会造成胃肠激素的异常分泌，引起胃肠道的慢性炎症反应，这也是导致糖尿病患者经常腹泻的重要原因之一。

精准用药

1.必须加强血糖监测，及时调整降糖药，控制血糖达标。

2.必要时进行适当的对症治疗，包括使用止泻药等。

3.如有继发细菌感染，可根据大便培养结果，选用适当的抗菌药，或者使用微生态疗法对患者进行治疗。

加倍呵护，助力控糖

1.多吃些半流质食物或者比较细软的食物，比如稀汤挂面、面片、米粥、菜汤、果汁等，要少吃多餐，补充体内的水分，营养改善不适。

2.尽量少吃多渣的食物，如芹菜、韭菜、蒜苗、菠菜、白萝卜等。这些菜含有较多的粗纤维，多吃可增加粪便，促进肠蠕动，不利于止泻。

3.不要吃油腻的食品，比如炸丸子、炸鱼、油条、油饼、罐头这些高脂肪的食品，这些食品不仅会增加消化的负担，还会因为油脂的润肠作用而加重腹泻。

4.多饮一些浓茶水，有止泻消炎的作用，并可补充人体因腹泻而失去的钠离子，对康复有益。

5.多喝温的糖盐水，以补充丧失的水分。糖尿病比较严重的患者慎用糖盐水，避免血糖超标。

6.乳糖不耐受者禁止饮用全脂牛奶。

美食随心选

红豆薏米汤

材料：红豆、薏米各 30 克。

调料：元贞糖适量。

做法：

1. 将红豆、薏米洗净后，加适量水熬煮30分钟左右，取100毫升汁液。
2. 再炖30分钟左右，取100毫升汁液。
3. 将两次汁液搅匀，加入元贞糖调匀。

食用：温饮，每日1次。

【降糖笔记】红豆、薏米都能养护脾胃，而且血糖指数并不算高，在控制血糖的同时，还能改善脾胃不和造成的腹泻。

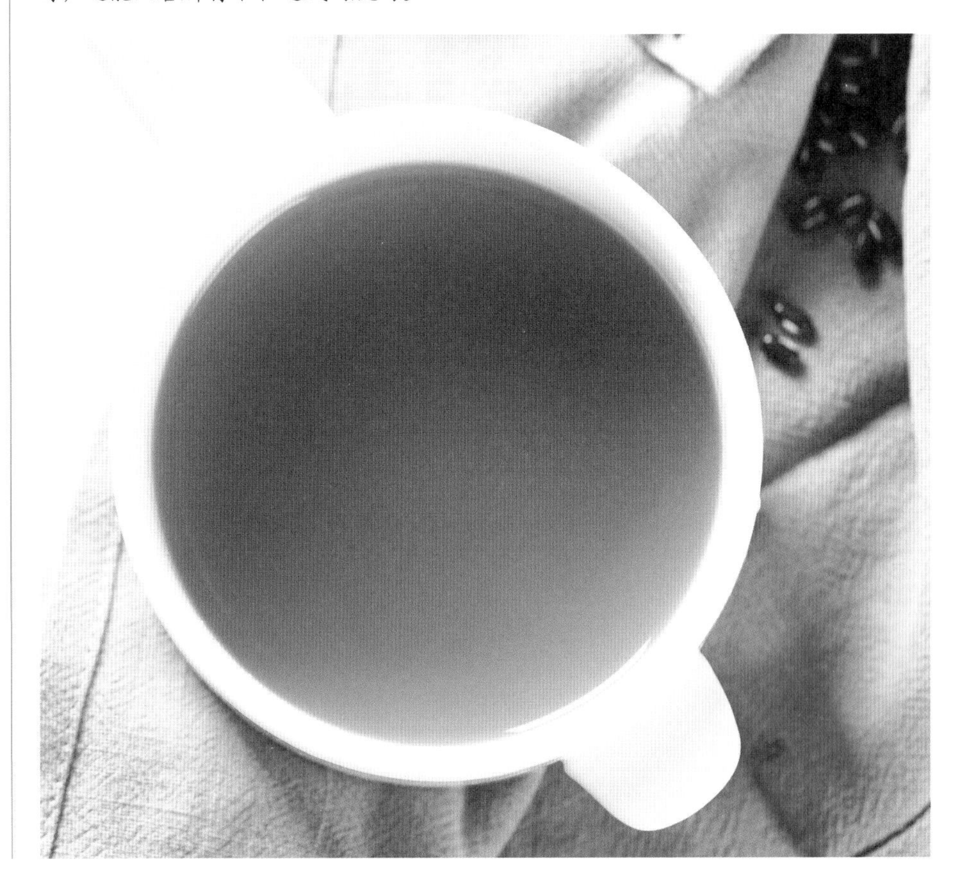

山楂麦芽饮

材料：生山楂、炒麦芽各 10 克。

做法：

1. 将山楂洗净，去核。
2. 将山楂、麦芽一起放入砂锅中，水煎 15 分钟，去渣取汁即可。

食用：代茶频饮。

【降糖笔记】可消食、导滞、止泻，适用于糖尿病引起的腹泻不止。

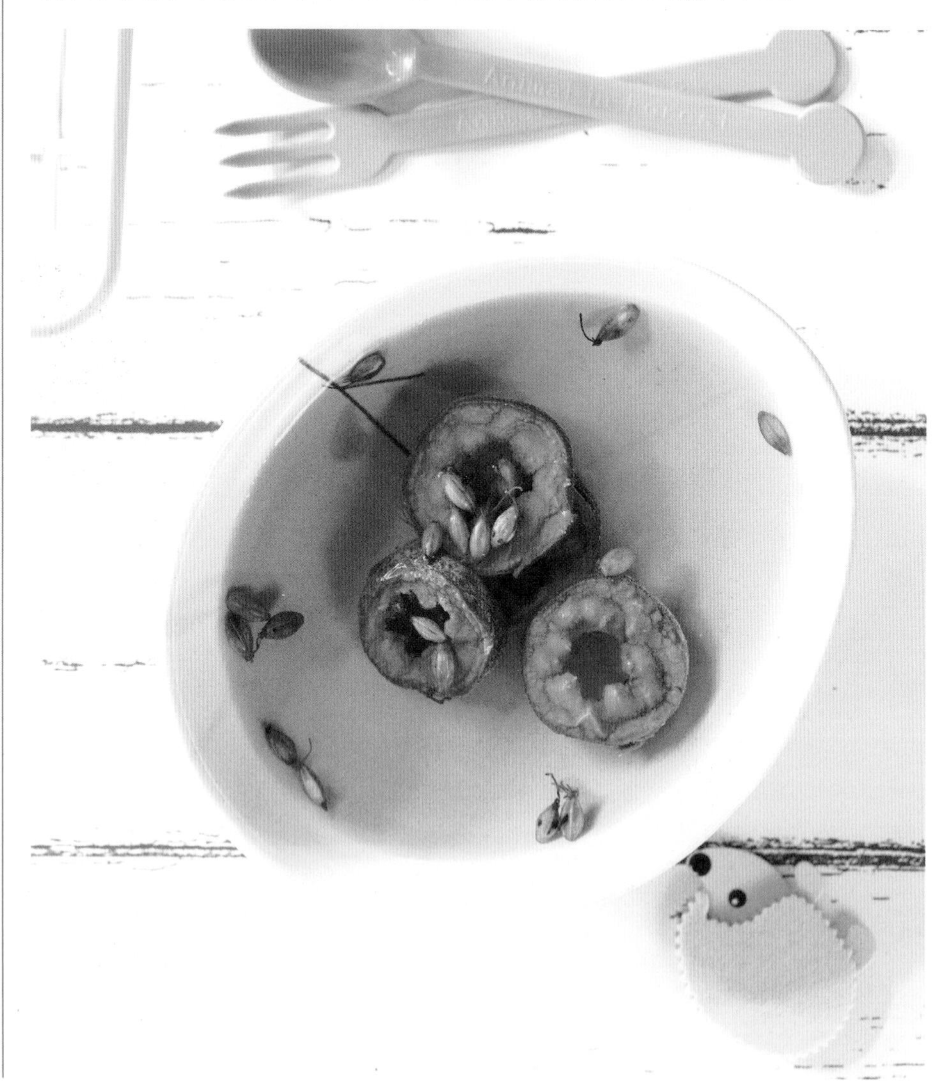